TABLEAU ÉLÉMENTAIRE

DE LA

SÉMÉIOTIQUE

OU

DE LA CONNAISSANCE DES SIGNES

DE LA MALADIE.

PAR

J. L. Victor BROUSSONET,

Professeur de l'École de Médecine, Docteur de l'Université de Montpellier ; ancien Médecin de la Charité, et des Armées de la République ; Membre de l'Académie des Sciences de Montpellier, et de la Société médicale de Londres.

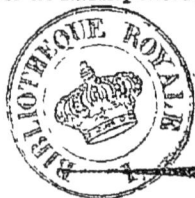

A MONTPELLIER,

De l'Imprimerie de TOURNEL père et fils, Imprimeurs-Libraires, rue Aiguillerie, N°. 43.

VI. R. F.

AUX CITOYENS

ÉTUDIANS LA MÉDECINE

DANS L'ÉCOLE DE MONTPELLIER.

LE désir de concourir à augmenter vos
connaissances, m'inspira le courage d'en-
treprendre un travail forcé, duquel sem-
blaient m'éloigner mon âge, et les devoirs
que j'avais à remplir. Entièrement occupé
de mon Cours de Médecine-Chirurgie,
je parvins, en prenant souvent sur mes
momens de repos, à suppléer dans les
fonctions de Professeur de Clinique
interne, mon respectable Collègue
FOUQUET. Son âge et sa santé, en vous
privant de ses leçons pendant le dernier
trimestre d'hiver, vous en firent sentir
plus vivement le prix. C'est alors que
plus rapproché de vous, je cherchais à
démêler les routes qui vous seraient les

plus aisées ; celles par où vous deviez
absolument passer. Je fus-sur-tout frappé
de l'importance de la science des signes :
elle devint le sujet de nos conférences
publiques. La manière dont furent développés les principes que l'on y discuta,
prouva que vous les aviez bien médités.

Il était utile pour vous, de vous rappeler des occupations, auxquelles vous
sembliez vous adonner avec plaisir : j'avais
aussi besoin de me retracer ces instans,
où, vous appartenant doublement, j'appris
à vous estimer encore plus, en vous
connaissant mieux. C'est pour satisfaire à
ces motifs, que j'ai publié cet Écrit. Vous
vous attendez sûrement, à y retrouver
l'exposé de ces connaissances astronomiques, dont nous avons plus d'une fois,
remarqué la liaison avec la Séméiotique :
aussi précède-t-il l'histoire des constitutions et des épidémies ; de cette partie,
si peu connue et si intéressante de la

Médecine - pratique (1). Le tems que nous employâmes à en répéter l'étude, vous rappellera l'importance que j'y attachais. Enfin la méthode que j'ai conservée vous prouvera, qu'après l'avoir essayée, je me suis convaincu que c'était la meilleure pour étudier la Séméiotique.

A qui pouvais - je plus justement adresser cet Opuscule, qu'à ceux pour qui il avait été composé : recevez – le, CHERS CITOYENS, comme un témoignage de l'estime que m'ont inspirée vos mœurs honnêtes et votre application singulière.

V. BROUSSONET.

---

(1) Voyez le dernier ouvrage du Professeur FOUQUET, et celui qu'a publié le Docteur ROUCHER. Ce Praticien renommé a prouvé aux Savants, que le public n'était pas toujours injuste dans la distribution de sa confiance, et de ses applaudissemens.

TABLEAU ÉLÉMENTAIRE

DE LA

SÉMÉIOTIQUE.

CHAPITRE PREMIER.

De la Sphère céleste, et de l'Atmosphère.

PÉNÉTRÉ de l'importance des connaissances astronomiques, je ne chercherai pas à en prouver l'utilité,
pour l'intelligence de l'histoire des constitutions, et
leur nécessité pour être en état de bien observer
dans la suite; si quelqu'un doutait de leur influence,
je lui dirais avec HIPPOCRATE; *quod si cui ista
ad meteorum speculationem pertinere videantur,
is si à sententiâ discesserit, facilè intelliget ad
artem medicam, astronomiam ipsam, non mini-
mum, sed potiùs plurimum conferre :* aussi ce
divin médecin écrivant à son fils THESSALUS,
lui recommande-t-il de s'adonner à l'étude des
mathématiques, qui doivent lui servir pour apprendre la médecine.

Il m'a paru très-essentiel d'avoir présent à
l'esprit un tableau raccourci de la sphère céleste,

ainsi que de l'état de notre atmosphère, avant d'entamer l'histoire des constitutions ; je l'ai cru nécessaire à ceux, qui n'avaient pas étudié l'astronomie, et utile pour celui, qui a besoin de s'en rappeler. Pour former ce tableau, je me servirai souvent des idées et des termes reçus, quoique peu exacts pour l'astronome. Parlant le langage ordinaire, je supposerai que ce qui est apparent est toujours vrai, ce qui revient au même ; car, que le soleil ou la terre tournent, ce sont les mêmes apparences et les mêmes résultats.

§. I.

Si pendant une belle nuit, nous observons le ciel ; nous le voyons parsemé d'une infinité de corps lumineux, dont la place varie à chaque instant ; les uns disparaissent aux yeux, tandis que les autres s'abaissent au-dessous de l'horison, pour reparaître encore (1) : le ciel a donc un mouvement général que l'on peut concevoir, s'exécutant sur deux points que l'on nomme *pôles*, l'un est *l'arctique*, *le boréal*, *le septentrional*, celui *du nord* ; l'autre porte le nom *d'austral*, *d'antarctique*, *de méridional*. Tirez une ligne d'un *pôle* à l'autre, ce sera *l'axe du monde*, autour duquel s'exécutent ses mouvemens. Cet axe est

---

(1) Théorie du Monde, de LAPLACE.

divisé en deux portions égales, par un cercle qui lui est perpendiculaire, c'est *l'équateur.*

L'observateur placé sur quelque point que ce soit du globe, a sa tête qui répond à un point indéfiniment éloigné, que l'on appelle *zénith* ; ses pieds regardent le *nadir.* Un cercle qui passerait par ces deux points, par les pôles, et qui diviserait également l'équateur, donnerait une idée exacte de la courbe que décrit *le méridien.*

Tous ces cercles sont répétés sur la terre ; et on dit l'équateur, le méridien terrestre.

Plaçons l'observateur sur l'équateur terrestre avant le lever du soleil. Il verra sortir cet astre de dessous l'horison, et rester visible pendant douze heures. Il disparaîtra à un point opposé, et demeurera caché, sans que jamais l'égalité des successions entre la nuit et le jour, soit interrompue. Le soleil dans cette position, divisera constamment le globe terrestre en deux parties égales, puisqu'il se meut dans l'équateur lui-même.

Mais notre observateur s'avance vers un des pôles, le boréal par exemple ; bientôt il apperçoit une inégalité entre la durée des jours et des nuits ; cette inégalité augmente à mesure qu'il s'éloigne de l'équateur. Lorsqu'il trouve le pays dont le plus long jour excède de demi-heure celui de l'équateur, il est alors arrivé à la fin du premier climat : chacun se compose, en ajoutant demi-heure, au plus long jour du climat qui précède

Prenons un exemple ; lorsque le voyageur sera
arrivé à Paris, où le jour le plus long est de
seize heures, il a franchi le huitième climat,
puisqu'il est dans une région, dont le jour excède
de huit demi-heures, ceux de l'équateur : enfin,
parvenus au cercle polaire, où les jours sont en
avançant vers le pôle, de vingt-quatre heures, de
plusieurs semaines, de six mois, nous formerons
les climats, en ajoutant un mois de jours. Voilà
la théorie des climats, par laquelle, on voit que
l'équateur en est le point O ; comme les pôles
en sont le maximum.

A mesure que nous nous sommes approchés du
pôle, nous avons vu l'horison s'abaisser, ou le
pôle s'élever ; c'est ce que l'on appelle élévation
du pôle, par le moyen de laquelle, on calcule
les latitudes, ou la distance d'un lieu à l'équateur.

Si le soleil et la lune étoient fixes, et n'avaient
qu'un mouvement de rotation sur eux-mêmes, la
longueur des jours et des nuits serait la même
dans tous les tems, soit que ces périodes fussent
égales, ou que l'une surpassât l'autre ; mais ces
deux astres, comme toutes les planètes, sont
entrainés dans un mouvement général, et décrivent une courbe autour de la terre, que nous
supposons placée au centre du systême du
monde. Ils parcourent leur route plus ou moins
rapidement. Le soleil emploie douze mois ; de
là, les variations de son lever et de son coucher ;

et comme ces variations retournent périodique‑
ment, on a appelé l'ensemble *année*, et les divi‑
sions de la révolution annuelle, sont connues sous
le nom de *saisons*.

Les connaissances astronomiques s'étant ac‑
crues, on vit que le soleil parcourait une ligne
placée dans le milieu d'un large cercle, que l'on
nomme *écliptique*; ce cercle distinct de l'équa‑
teur ne le touche que dans deux points que l'on
nomme *équinoxiaux*; il le coupe en angle de
23^d. $\frac{1}{2}$ et s'en éloigne, tant au nord qu'au midi
jusqu'à 23, 24^d. : là sont fixés les limites du
soleil, et ses points de retour. On suppose qu'il
s'arrêtait à ces points, qui prirent le nom de
solstices. Là sont posés deux cercles, dont l'un
est *le tropique du cancer*, l'autre *le tropique du
capricorne*; noms tirés des signes dans lesquels
se trouve le soleil, lorsqu'il revient sur ses pas.

Si on n'avait jamais comparé la marche du
soleil qu'avec celle des autres astres mobiles,
jamais on ne serait parvenu à tracer la courbe
régulière qu'il décrit, et à prédire les époques,
auxquelles il doit se trouver à telle place. On
avait besoin de points fixes d'observation sur les‑
quels on pût rapporter la route que suit le soleil;
les étoiles fixes ont fourni ces points immobiles
de comparaison. Les premiers peuples astrono‑
mes qui sentirent l'utilité de ces guides, les ras‑
semblèrent en constellations, et cherchèrent dans

leurs rapports, des figures d'hommes, d'animaux, et d'instrumens d'agriculture. Ils composèrent *le zodiaque* avec tous ces signes, et en revêtirent le chemin de l'écliptique, après l'avoir divisé en douze portions. Le soleil les parcourt successivement dans l'année, et il les rend toutes intéressantes, par les époques auxquelles il y répondait. Alors, comme l'a dit élégamment un de nos compatriotes,

Le ciel devint un livre, où la terre étonnée
Lut en lettres de feu l'histoire de l'année.

ROSSET, *poëme de l'agricul.*

Le Bélier ou l'agneau (1) qui annonçait l'ouverture de l'année, et la résurrection du soleil, devint l'objet du culte de quelques peuples. *Le Taureau* qui le suit, est sur-tout important par les étoiles qui le composent ; on y distingue *les Pleyades* et *les Hyades.*

La première de ces constellations annonce l'arrivée des chaleurs ; son lever du matin est fixé à l'équinoxe du printems (2). Voilà pourquoi les Latins l'appelaient *Vergiliæ.* Son coucher du matin

---

(1) La précession des équinoxes a changé cet ordre du Zodiaque ; et c'est la constellation des poissons, qui est à la place de celle du Bélier.

(2) OVIDE, dans ses fastes, marque le lever héliaque des pleyades au 13 de Mai.

Pleyadas aspicies omnes, totumque sororum
Agmen, ubi ante idus nox erit una super ;
Tum mihi, non dubiis autoribus, incipit æstas. Lib. 5.

annonce la fin de l'automne (1), et le commencement de l'hiver. Il n'est donc pas étonnant qu'une constellation qui comprenait dans ses différens levers et couchers, les six mois de l'année consacrés aux principaux travaux de la terre, ait fixé l'attention des hommes. Elle paraît au septentrion, et est composée de sept étoiles, dont six seulement sensibles à la vue. La septième, dit-on, poursuivie par leur ennemi *Orion*, s'enfuit vers le pôle arctique. Cette constellation ouvre l'hiver et l'été. Les hyades (2) placées sur le front du taureau avaient leur lever héliaque, soixante-quatorze jours après l'équinoxe du printems, et leur coucher du matin, quarante jours après l'équinoxe d'automne.

Il est d'autres constellations placées hors du zodiaque, et que l'on nomme à cause de cette position *extrazodiacales*; telle est le *Bootés* ou le *Bouvier*, où l'on distingue une étoile brillante connue sous le nom *d'Arcturus* ou *Lucifer*. Son lever, qui est aux approches de l'automne, est suivant

(1) Le coucher cosmique de cette constellation arrivait l'an 44 avant J. C. le 23 Octobre, suivant le calcul du Père PETAU; et un peu plûtôt 400 ans auparavant, du tems d'HIPPOCRATE.

(2) Leur nom leur vient du mot grec *Hyein*, pleuvoir, parce qu'elles se levaient autrefois dans la saison des pluies.

Ces notes m'ont été fournies par mon savant et respectable confrère l'Académicien DE RATTE.

COLUMELLE , accompagné *du corus* et *du favo-nius* ; quelquefois *de l'eurus*. Cette étoile se couche vers le lever des pléyades. Nous observerons aussi dans la constellation *du grand chien*, une étoile, la plus grosse et la plus brillante du ciel, nuan-cée de mille couleurs, et dont le lever est si rédouté par les peuples ; c'est *Sirius* ou *Canicule*, qui se trouvant en conjonction avec le soleil, ranime ses ardeurs solsticiales. Les Grecs lui don-naient l'épithéte *d'olios* ou pernicieux, les Egyp-tiens *d'hydragogos* , parce qu'il annonçait le débor-dement des eaux du Nil. Il se lève avec le *cancer* vers le solstice d'été au mois de juillet, et se couche vers la fin de l'automne, au lever *du sagit-taire*. Son lever ramène les vents *étésiens* qui souf-flent pendant vingt jours ; son coucher a une influence froide.

Voilà quélques idées sur la sphère céleste, et sur ce qu'on doit en savoir, pour bien entendre l'histoire des constitutions. Descendons maintenant sur notre planète, et examinons ce qui peut y influer encore, sur ces mêmes constitutions.

§. I I.

La terre est environnée d'un fluide subtil, au centre duquel elle est placée. Ce fluide que nous appelons *Air* forme une masse considérable, dont nos moyens mécaniques ne nous permettent pas de mesurer la hauteur, c'est-à-dire, la distance de sa portion supérieure, à la surface de la terre.

L'air invisible à nos yeux ne constitue pas un tout homogène, mais un composé de parties, qui diffèrent par leur nature, et leurs proportions. Aussi les anciens divisaient-ils l'atmosphère en deux régions, l'une supérieure, et l'autre inférieure. Ils nommaient la première *æther*, *spiritus*. C'étoit lui qui étoit le principe et l'élément de tous les corps de la nature. Uni au feu, il formait l'ame des animaux, qui après la mort des individus, montait se rejoindre à la masse ethérée. CICERON, MACROBE, MANÉS, tous les anciens philosophes disaient que l'air pur, était le séjour des ames. C'étoit le souffle qui était porté sur les eaux, comme le dit MOYSE dans sa description du cahos. C'est l'ether dont VIRGILE dans ses géorgiques, décrit pompeusement le mariage avec la terre, à l'équinoxe du printemps (1); aussi était-il mis au rang des divinités; son culte établi dans l'ancienne Egypte, suivant le phénicien SANCHIONATON l'interprête des colonnes de *Thaut*, l'est encore

_____

(1) On ne peut pas peindre avec plus de grâces l'arrivée de cet ether printanier, que ne l'a fait THOMSOM, dans son Poëme des saisons.

 » Come gentle spring, ethereal mildness, come ;
 » And from the bosom of yon dropping cloud,
 » While music wakes around, veil'd in a shower
 » Of shadowing roses, on our plains descend ! »

de nos jours, dans la Chine et l'île de Java (1).

Si cet air qu'ISIDORE *de Seville* appelle *céleste*, était le séjour du calme et du bonheur : si on n'y voyait jamais ni vents ni tempêtes, il n'en est pas de même de la région inférieure, que le même ISIDORE nomme air *terrestre*, et qui constitue plus particulièrement, ce que nous appelons notre *atmosphère*.

Avant que nous n'eussions appris de la physique, que l'air était pesant, et de la chimie, qu'il était composé de deux gas; les anciens nous avaient enseigné de ce fluide, tout ce qu'il suffit d'en savoir, pour entendre son action sur nos corps. TORICELLI n'avait pas inventé le baromètre, que l'influence de la pesanteur de l'air sur les animaux, était connue. J'en pourrais dire de même de la chaleur atmosphérique; on n'eut pas besoin de thermomètre pour appercevoir le degré de chaleur, assez considérable, pour agir sur notre manière d'être. Il est, je pense, superflu de prouver par les détails, que l'accroissement de nos connaissances physiques et chimiques, n'a pu faire avancer celles, que nous avions déjà en médecine : on a observé plus exactement, même plus minutieusement; mais nos résultats n'ont pas été plus vrais que ceux de nos

(1) Voyage de C. P. THOMBERG au Japon.

maîtres

maîtres ; nous n'avons rien ajouté à ce que nous tenions d'eux ; heureux si nous ne les avions pas souvent abandonnés !

L'air, dit PLINE, est cet élément auquel souvent on donne le nom de ciel, et qui semble offrir un vide immense, d'où découle ce souffle de vie que nous respirons : c'est dans l'air que se forment les nuages, les tonnerres et la foudre ; là s'engendrent aussi les pluies, les orages, les tempêtes et les tourbillons ; c'est là qu'est fixée la patrie des vents, qui y prennent chacun leur caractère particulier ; c'est ainsi que s'exprimait l'historien latin de la nature, il y a dix-sept siècles.

§. III.

L'atmosphère agitée se balance en différens sens, il s'y établit des courants, c'est ce que l'on appelle *vents* ; ils tirent leurs noms des points du globe par où ils soufflent. Ainsi, on distingue celui du midi, du nord ; de l'orient et de l'occident ; le nom des vents intermédiaires se forme de celui des vents cardinaux. Tous ne sont pas connus sous le même nom, et comme leur synonimie pourrait embarrasser, je vais la présenter.

Le vent *du nord* est aussi désigné par le nom de *septentrion*, *borée* ; celui de l'orient est appelé *est*, *solanus*, *subsolanus*, *apéliotés* ; celui du midi *sud*, *auster*, *notus*, *meridies* ; celui d'occident *zéphir*, *favonius*. Il en est d'autres, tels que

B

l'est-sud-est, qui est *l'eurus* ou *volturnus* des anciens; *le nord-nord-est* ou aquilon, connu aussi sous le nom de *vents étésiens*, qu'HIPPOCRATE observait soigneusement, et qui après le lever de *sirius* règnent pendant quarante jours, pour tempérer la chaleur que l'équinoxe du printems a amenée.

L'histoire de la formation des vents liée à l'intelligence des phénomènes des constitutions, devrait trouver ici sa place, si une digression trop longue ne semblait pas trop étrangère à notre sujet. DESCARTES et ROHAULT, qui se sont occupés de leur origine, l'ont trouvée dans le mouvement de rotation de la terre. Ils donnaient pour preuve de leur systême, les vents généraux qui règnent entre les tropiques; c'est-à-dire, sur la partie la plus élevée de la terre; ils ne connaissaient pas les calmes constans que l'on observe sur la mer atlantique située sous l'équateur, ni les vents d'ouest à la côte de Guinée, ainsi que les moussons d'ouest dans la mer des Indes, qui est aussi sous l'équateur. Si la terre imprimait son mouvement aux vents, ils en auraient toujours un, dans la direction de l'orient à l'occident.

HALLEY attribue les vents avec plus de raison à la raréfaction de l'air par les rayons du soleil; d'après les lois de l'équilibre des fluides, celui qui est plus dense, doit se précipiter sur celui qui a été raréfié; de là un mouvement dans l'atmosphère. A cette cause bien réelle, on doit joindre l'action du soleil et de la lune , qui produit dans l'air un flux et reflux , semblable à celui de la mer. Il faut aussi compter pour quelque chose , la formation de l'eau , qui enlève une des parties constituantes de l'atmosphère.

Non-seulement les vents sont produits par les causes que nous avons désignées , mais ils sortent quelquefois avec impétuosité du sein de la terre , comme l'a vu CONNOR dans les fameuses mines de sel gemme en Cracovie , et comme le rapportent GILBERT, GASSENDI, SCHEUZER, etc.

L'air étant un fluide , est susceptible de prendre et d'abandonner la chaleur ; il admet aussi tous les corps , qui , plus légers que lui s'élèvent dans son sein. Voilà pourquoi certains vents sont froids ou chauds , suivant la direction dans laquelle ils soufflent , et suivant la saison de l'année. C'est la raison qui démontre comment l'air se charge de différens corpuscules , ou émanations de corps terrestres , tels que les animaux et les végétaux ; soit que ces êtres soient vivans , ou , que la mort les ait livrés à la décomposition. L'eau s'y élève aussi en vapeurs ; et toutes ces circonstances agissant séparément ou réunies , impriment différentes qualités essentielles à l'air atmosphérique , et lui font jouer un rôle important dans l'histoire de la physique appliquée à la médecine.

CHAPITRE II.

Des constitutions des saisons, et des constitutions médicales.

LA connaissance des constitutions forme la base et le principe de l'art du praticien ; sans elle il errera dans l'étude des maladies ; avec ce guide non-seulement il distinguera leur nature, mais apprendra à les prédire. HIPPOCRATE était bien pénétré de cette vérité lorsqu'il disait, *qui-cumque artem medicam integrè adsequi vult, primùm quidem temporum anni rationem habere debet* (1). Pour atteindre cette intégrité de doctrine, il faut d'abord chercher à bien saisir la marche naturelle des saisons ; comment elles deviennent médicales ; enfin, découvrir les causes qui aident ce changement.

§. I.

L'année composée du printems, de l'été, de l'automne et de l'hiver, offre différentes températures, qui sont produites par les divers stades de la marche du soleil. Les observations météorologiques des températures des saisons, réu-

_____

(1) *De Aere, locis et aquis*, §. 1.

nies, forment la constitution annuelle de l'air ;
comme celle des saisons est composée des températures des jours, ou de la collection des constitutions diurnes. Chaque saison a sa températu-
ture propre ; et c'est par la combinaison différente
des quatre qualités élémentaires qu'HIPPOCRATE
est parvenu à former pour chacune, un caractère
spécifique qui la distingue ; cet habile scrutateur
de la nature, vit que le chaud et le froid, le sec
et l'humide formaient par leur union variée toutes
les températures des saisons. Il assigna le froid
et l'humide à l'hiver, le chaud et l'humide au
printems, le chaud et le sec à l'été ; enfin,
le chaud, l'humide, le sec et le froid à l'automne. L'expérience qui fit naître cette division,
l'a sanctionnée depuis ; et on convint d'appeler
année réglée, naturelle, celle dans laquelle les
saisons se succédaient avec leur caractère propre.

La chaleur du soleil ne s'éteint pas tout-à-
coup, et elle ne se rallume que par des degrés
insensibles : le passage du froid au chaud, comme
celui du chaud au froid n'est pas brusque, il est
mesuré par une espace de temps : or, cet espace
est toujours moindre que celui, pendant lequel
règnent les deux températures décidées. C'est ce
qui a engagé HIPPOCRATE à ne pas faire autant
d'attention aux divisions astronomiques, qu'à la
durée de la chaleur ou du froid. Aussi il a composé l'hiver et l'été de quatre mois, tandis que

les deux autres saisons n'en comprennent que deux chacune (1) : il a aussi changé l'époque du commencement de l'année, et l'automne ouvre toujours celle des médecins. Il a pu être porté à adopter cette division d'après l'exemple des orientaux, qui, selon St. JEROME, commençaient l'année par le mois, que les Hébreux appellent *tisri*, et qui correspond au mois de septembre. Le ménélogue des Grecs qu'ils avaient tiré d'Egypte, commence aussi au mois de septembre, parce qu'on croyait communément, que c'était à cette époque que le monde avait été créé (2). Mais une raison plus puissante qui a dû engager le père de la médecine à placer à l'automne l'ouverture de l'année médicale ; c'est que cette saison contient le germe et le principe de la température des trois précédentes. Le froid, le chaud, l'humide et le sec, qui séparés, forment le caractère des autres, sont réunis pour donner à l'automne le sien. Il semble que cette saison soit le cahos, où sont rassemblés confusément les élémens de

---

(1) Suivant le calcul d'HIPPOCRATE, l'Hiver commence au coucher des Pléïades (11 Novembre) et finit à l'équinoxe du Printems (29 Mars) ; le Printems dure jusques au lever des Pléïades (13 Mai) ; l'Été, jusques au lever d'Arcturus (24 Septembre) ; l'Automne, jusques au coucher des Pléïades, (11 Novembre). *Lib.* 3. *De Dietâ.*

(2) C'est d'après ces autorités, que la Convention nationale de France, fixa le commencement de l'Année à l'Automne ; il serait plus naturel qu'il fût placé à l'Hiver.

toutes. Cette idée qui n'avait pas échappé aux anciens philosophes, leur fit placer l'automne à la tête des saisons ; comme le cahos dut précéder la création, ou la distinction de toutes choses.

L'ordre des saisons réglé, comme nous l'avons dit, a une relation directe avec nos corps ; et ce rapport n'a rien de nuisible pour eux. Il excite au contraire dans nos humeurs une suite de mouvemens, dont le cercle forme l'état de santé. HIPPOCRATE a saisi non-seulement cette relation de la température des divers temps de l'année, avec nos corps en général ; mais encore avec certaines humeurs, en particulier ; il avoit assigné à l'air quatre qualités élémentaires ; il a aussi trouvé dans l'homme quatre humeurs primitives, qui sont en rapport avec ces qualités. Ces quatre humeurs sont la bile, la pituite, le sang et l'atrabile. La connaissance des temps dans lesquels prédominent ces humeurs, devient par-là de la plus grande importance (1). La pituite augmente en hiver, et quoiqu'elle soit encore tenace au printems, cependant le sang entre en expansion dans cette saison ; il fleurit comme les plantes, pour me servir de l'expression d'HIPPOCRATE ; la bile domine dans l'été et au commencement de l'automne ; son règne n'est éclipsé que par

_____

(1) *Nosse opportet in quibus temporibus humores florent.* HIPP. Lib. de humor.

l'atrabile qui la remplace. Voilà le cercle dans lequel circulent les différens règnes des saisons sur nos humeurs.

De cette action naissent ces mouvemens salutaires, ces changemens de nos corps, qui passant d'un état auquel ils étaient habitués, à un nouveau, abandonnent certaines maladies dont ils étaient auparavant affectés. Les éruptions cutanées du printems forment la crise de plusieurs fièvres, restes de l'automne, ou qui avaient paru en hiver ; l'été adoucit, termine même ces maladies cutanées que le printems avait irritées ; l'automne affaiblit les affections de l'été, et les siennes se dissipent quelquefois pendant l'hiver (1). Le médecin imite la nature dans quelques cas, il forme et modifie les saisons suivant le besoin, en faisant passer ses malades d'un climat à un autre. C'est sur ce changement artificiel, qu'est fondée toute la théorie de l'utilité des voyages.

Pour bien sentir l'influence curatrice des changemens des saisons, il faut, comme l'a fait HIPPOCRATE, comparer les saisons les plus éloignées, sans faire attention à l'intermédiaire. Alors la différence étant bien tranchée, on peut dire avec le maître ; *quicumque morbi hyeme augescunt, eos æstate desinere necesse est, et qui æstate*

---

(1) RAYMOND *de Marseille*, Mém. de la Soc. de Méd. année 1780.

increscunt, eos hyeme cessare ; quicumque autem
vere fiunt, eorum futurum discessum autumno
expectare oportet : qui verò autumnales morbi
sunt, eorum discessum vere fieri necesse est (1).

C'est dans cette co-relation des maladies des
saisons opposées, que SYDENHAM a sans doute
trouvé la belle division des constitutions semes-
trées, que la nature semble indiquer.

§. I I.

Les constitutions naturelles ne peuvent donc
produire des maladies, on ne doit pas les appeler
médicales. Pour qu'elles deviennent telles, il faut,
1°. excès dans les caractères des saisons ; 2°. per-
manence dans ces excès ; 3°. échange dans les
caractères. HIPPOCRATE avoit dit : *si tempora*
tempestivè ac ordinatè se habuerint, morbi
judicatu faciles erunt (2). Il est nécessaire pour
la production des constitutions médicales, qu'il
existe des dérangemens bien marqués, des pas-
sages subits d'une température à une autre ; voilà
pourquoi le même auteur dit : *mutationes tem-*
porum pariunt morbos, præsertim maximæ (3),
et pour que l'on ne croie pas qu'il veut parler des
changemens naturels des saisons, il ajoute, *quæ*
sensim contingente progressu fiunt, tempora hujus-

(1) *Lib. de naturâ hominis. C.* 4.
(2) *Lib. de hum. §.* 5.
(3) *Idem.*

modi sunt securissima. Les intempéries, les changemens gradués ne suffisent donc pas, il faut qu'ils soient brusques et excessifs. L'hiver de l'an cinq nous offre un exemple qui prouvera ce que j'avance. Cette saison a été très-pluvieuse, puisque pendant le premier semestre il est tombé, d'après le Citoyen FOUQUET, trente-deux pouces et neuf lignes d'eau, ce qui surpasse de beaucoup la quantité qu'il en tombe ordinairement dans toute l'année (1) : il n'a cependant pas régné plus de

---

(1) Le savant Académicien POITEVIN, qui a mesuré la quantité d'eau qui est tombée pendant l'An 5 et l'An 6, a bien voulu me fournir le résultat de ses observations, très-intéressantes par leur rapprochement.

AN V.	p.	l.		AN VI.	p.	l.
Vendémiaire	5.	10. $\frac{13}{16}$		Vendémiaire	1.	7. $\frac{9}{16}$
Brumaire..	8.	10. $\frac{6}{16}$		Brumaire..	3.	4. $\frac{3}{16}$
Frimaire...	7.	11. 0		Frimaire..	0.	3. $\frac{14}{16}$
Nivose...	2.	0. $\frac{5}{16}$		Nivôse...	0.	6. $\frac{3}{16}$
Pluviôse..	1.	9. $\frac{1}{16}$		Pluviôse...	0.	4. $\frac{1}{16}$
Ventôse...	6.	3- $\frac{9}{16}$		Ventôse...	0.	3. $\frac{7}{16}$
	32.	9. $\frac{2}{16}$			7.	5. $\frac{5}{16}$

Différence des six mois de l'an V à l'an VI.

An V.	32.	9.	$\frac{2}{16}$
An VI.	7.	5.	$\frac{5}{16}$
Différence. . .	25.	3.	$\frac{13}{16}$

Il est donc tombé 25 pouces 3 lignes 13 seizièmes d'eau de plus dans les six premiers mois de l'an V, que dans ceux de l'an VI.

maladies, parce que les pluies ont été constantes et douces.

Les excès dans les intempéries doivent être permanens, pour pouvoir produire une constitution médicale; car s'ils ne sont que passagers, leurs effets le seront aussi. Ils ne pourront point imprimer aux constitutions cette forme stable qui les range parmi les médicales; ainsi, parce qu'une saison aura été marquée par quelque dérangement, il ne s'ensuit pas qu'il en doive naître des maladies permanentes; par exemple, l'ouragan que le Professeur FOUQUET croit être *le scirocco de Naples*, qui se fit sentir si violemment pendant l'hiver dont nous avons parlé, ne changea point la constitution des maladies régnantes.

L'interversion des saisons qui rentre dans les intempéries avec excès, tend comme elles, à produire la constitution médicale. Une saison peut emprunter le caractère d'une autre; et le corps disposé à recevoir l'impression d'une température au retour de laquelle il est accoutumé, doit être affecté d'un changement, qui est quelquefois total : dans cet échange, le printems peut devenir chaud et sec, l'été chaud et humide, etc. Les humeurs ne correspondant plus aux différentes époques auxquelles elles sont relatives, il s'ensuit des dérangemens considérables dans nos corps. Ces désordres sont en raison directe du peu de relation qu'il y a entre l'humeur qui doit régner, et le caractère de la saison. Ainsi, lorsque le froid et l'humide domineront toute l'année, leurs effets seront plus nuisibles dans les trois saisons, qu'en hiver. Cette prépondérance d'une saison sur toutes les autres, n'avait pas échappé à HIPPOCRATE, qui dit : *in anno autem aliquandò hiems viget maximè, aliquandò ver, modò œstas, modò autumnus* (1). Le caractère de l'année est alors celui de la saison régnante, il peut être vernal ou automnal, et il détermine une forme constante dans la constitution médicale de toute l'année.

Les saisons ne sont pas les seules causes des constitutions médicales ; il en est d'autres qui peuvent concourir à cette formation, et la modifier diversement. Ce sont les climats, les positions des lieux, les mœurs et les habitudes des peuples ; enfin, la direction des vents.

1°. L'influence des climats sur la nature de l'homme a été assez fidellement développée par les observateurs philosophes, pour qu'on ne doive plus la mettre en discussion. Mais si le climat agit sur le tempérament, il doit aussi étendre son action sur les maladies : RODERICUS A CASTRO avait vu que les avortemens étaient plus communs dans les pays septentrionaux ; BOUVART, que les maladies à Paris dirigeaient leurs mouvemens vers la tête, et que c'était la cause du peu de réussite qui suivait l'application du trépan. Le Moscovite

_____

(1) *De naturâ hominis.* §. 16.

qu'il faut écorcher pour émouvoir, comme le dit MONTESQUIEU, ne peut avoir les mêmes maladies que l'Africain, dont le pouls devient précipité, à la moindre sensation qu'éprouve sa peau. C'est à cette différence des climats, qu'il faut attribuer le peu de succès de certains remèdes dont on est obligé de varier la dose. BOERHAAVE donnait en Hollande des doses de tartre stibié, qui eussent fait périr un Romain, dont BAGLIVI excitait si aisément le vomissement. La variation entre les effets du même remède, ne doit donc pas être cherchée dans la diversité d'alimens, comme l'ont fait BAGLIVI et ZIMMERMAN ; mais dans celle des climats. Ainsi, le Professeur FOUQUET a observé que les purgatifs agissaient plus efficacement dans les temps froids et humides : on pourrait dire le contraire des émétiques (1).

2°. La position du pays forme le véritable climat médical, qui, selon la remarque judicieuse de notre BARTHÉZ ne doit point être estimé par son éloignement de l'équateur, mais par l'élévation du sol, sa distance de la mer, et son exposition aux vents. Voilà les climats dont le grand maître recommande si soigneusement l'étude (2). Cet homme divin connaissait parfaitement

---

(1) *Ventres hyeme purga deorsum, æstate sursum.* Aphor. 4. § 4.

(2) *Quum quis ad urbem sibi incognitam pervenerit, hunc ejus situm considerare oportet, quo-modo et ad ventos et ad solis ortum jaceat.* De aer. loc. et aquis. §. 1.

cette partie essentielle de la médecine ; et l'usage qu'il en fit, a imprimé à ses écrits le sceau de l'immortalité ; parce qu'il ne dit pas ce qu'il a vu dans un seul pays ; mais ses préceptes sont fondés sur des observations faites dans différentes régions, et par plusieurs siècles antérieurs.

3°. Je craindrais en essayant de prouver combien les mœurs et les habitudes des peuples, influent sur leurs maladies, de m'attirer le reproche de courir après des recherches purement agréables ; et cette question envisagée sous le point de vue médical, m'entraînerait hors des bornes resserrées que je me suis tracées.

4°. Les vents ont des effets bien marqués sur les constitutions ; et cela ne paraîtra pas étonnant, si l'on considère qu'ils sont le véhicule du froid et du chaud, du sec et de l'humide ; qu'ils charrient dans leur sein, et transportent au loin des miasmes délétères, et les émanations de tous les corps en décomposition. Les anciens éloignant toutes les divisions qui pouvaient embarrasser l'observation, n'admettaient qu'un petit nombre de vents, et HIPPOCRATE n'en distingue que deux espèces ; celui du nord, et celui du midi. Ce dernier rend l'ouie dure, appésantit la tête, énerve le corps (1) ; aussi HORACE l'appelle-t-il *ventus*

_____

(1) GALIEN rapporte qu'un de ses esclaves couché dans son lit, connaissait, par une pesanteur de tête, le moment où ce vent soufflait ; GAL. *De ther. ad Pisonem. Cap. 2.*

plumbeus (1). Le septentrion produit la toux, les affections de la gorge, rend les excrétions alvines plus difficiles, durcit le ventre, occasionne les difficultés d'uriner, les frissons, les douleurs de côté; enfin, celles de la poitrine (2).

L'influence des vents sur les maladies est encore saisie avec plus de facilité, lorsqu'ils agissent de concert avec les causes essentielles et productives des constitutions médicales.

CHAPITRE III.
Des Epidémies.

LES excès dans les températures journalières, ne peuvent produire une constitution médicale, mais ils donnent lieu à la formation de quelques symptômes, qui réunis, sont les élémens des maladies ou des constitutions annuelles; ainsi HIPPOCRATE avait observé l'influence du temps diurne. Selon lui, le vent boréal condense les corps, les rend plus agiles, plus robustes : celui du midi procure un effet contraire. Ces symptômes sont passagers, et aussi peu constans que la cause qui les produit; mais si un de ces états journa-

(1) *Lib. 2. Satyr.* 3.
(2) *Lib. de humor.* §. 6.

liers dure quelque temps , alors il fait naître la constitution médicale qui peut se prolonger pendant une ou plusieurs saisons , suivant le temps pendant lequel cet état a agi. La constitution prend alors une manière d'être constante et bien établie , c'est-à-dire , *un mode stationnaire*. Ce mode quelquefois légérement modifié dans ses effets , par les saisons qu'il comprend dans son règne , par les météores , la position des lieux , et l'idiosincrasie des sujets , a son essence ou sa nature primitive , qui ne saurait être changée. Si cette constitution archéale reçoit quelqu'altération dans sa forme , par les maladies accidentelles et passageres , elle leur imprime à son tour le cachet de propriété qui les distingue , et les fait reconnaître toutes , comme lui appartenant. Une constitution telle que je viens de la décrire , est une véritable constitution épidémique , dont l'étude est si nécessaire au médecin, qui veut s'élever au-dessus du commun.

L'homme ordinaire ne voit jamais que les détails: son imagination resserrée ne lui présente qu'un symptôme , l'un après l'autre (1) ; et souvent même , il ne peut concevoir en entier le tableau d'une fièvre éphémère. Le véritable médecin , au contraire , saisit d'un coup-d'œil l'analyse de tous

(1) BACON , dans son livre *de l'accroissement des Sciences* , remarque que le vulgaire voit les objets en général , comme s'il était placé au haut d'une tour.

les signes, et compose rapidement l'idée de la maladie. Son génie le conduit encore plus loin, les maladies ne sont pour lui que des symptômes; il en compare les rapports, les réunit, et en forme un corps immense qu'il étudie alors dans son ensemble; c'est sans doute dans un moment où le génie d'HIPPOCRATE venait de saisir cet image, qu'il s'écria, *morbis omnibus, modus unus est.*

C'est trop resserrer l'idée que l'on doit avoir des épidémies, et s'en faire une bien fausse, que de croire qu'il faille donner ce nom, aux maladies qui affectent un grand nombre d'individus, ou qui paraissent avec des symptômes extraordinaires. L'étymologie du mot grec *epidemios* ou *epidemos,* qu'HIPPOCRATE a employé, a pu faire naître cette erreur; mais on n'a qu'à lire les ouvrages où cet homme divin traite des maladies populaires, on sera bientôt convaincu, qu'une épidémie existe souvent, sans s'annoncer par des phénomènes effrayans, et que ce nom ne peut s'appliquer, comme on l'a fait, à une foule de maladies des saisons, ou à des fièvres contagieuses.

Pour bien saisir le sens que l'on doit attacher à ce mot, nous parlerons des causes des épidémies; nous passerons ensuite à la marche qu'elles suivent, et aux signes qui les font reconnaître; nous terminerons, enfin, par l'examen des diffé-

C

rences ou des rapports qui les éloignent, ou les rapprochent des intercurrentes, des endémiques, des pandémiques et des contagieuses.

De l'idée fausse que l'on s'était formée sur la nature des épidémies, a dû nécessairement s'ensuivre une recherche mal dirigée des causes qui pouvaient les produire; ainsi, ceux qui confondaient les épidémiques avec les contagieuses, ont noté avec soin les météores et les phénomènes extraordinaires de la nature, auxquels ils attribuaient ces maladies. L'éruption du Mont-Vésuve n'a-t-elle pas lieu en 1729; voilà, dit-on, la cause de l'épidémie catarrhale, qui ravagea cette année-là toute l'Europe, et dont LOEW nous a donné la description. Les insectes couvraient-ils les chemins dans le territoire de Nismes; ils annoncèrent, selon RIVIERE (1) l'épidémie de 1580. J. DAMASCENUS parle des phalanges d'insectes qui présageaient l'arrivée des maladies populaires. BACON (2) dit qu'un signe avant-coureur des épidémies, c'est la grande quantité de grenouilles, de sauterelles et d'insectes; VALERIOLA avance la même opinion. Sans nous arrêter à la critique de ces idées, tachons d'en rechercher de plus exactes.

S'il est vrai, comme nous l'avons avancé, que le mode stationnaire ne puisse s'établir sans l'ac-

(1) RIVER. *Suplem.* pag. 136.
(2) *Oper.* p. 923.

tion continuée des intempéries de l'air, il s'en-
suivra de là, qu'une épidémie ne peut exister en
même temps, que la cause qui la produit; cette
cause doit être placée à une distance telle, qu'on
la distingue de son effet; et l'espace qui les sépare,
doit être assez long, pour qu'il y ait constance
dans l'action de la cause. Ce n'est donc pas dans
la constitution actuelle de l'air, qu'il faut rechercher le principe des épidémies; mais bien dans
celle des saisons précédentes. Souvent même on
est obligé de rétrograder de plusieurs années,
soit parce que la cause a mis un long espace
de temps à agir, ou parce que ses effets n'ont
pu être développés que par des circonstances retar-
dées. Le Chancelier BACON s'était apperçu que
l'étude seule des saisons antécédentes, pouvait démêler l'obscurité des causes des épidémies, et
ZIMMERMAN avoue s'être servi plus d'une fois
de ce précepte avec avantage.

C'est pour n'avoir pas fait assez d'attention aux
avis répétés d'HIPPOCRATE, et à la marche qu'il
a suivi, que presque tous les auteurs qui ont
traité des épidémies, ont non-seulement méconnu
leurs causes; mais embarrassés sur le mode cura-
tif, et la nature des maladies, ils en ont salué
plusieurs comme nouvelles, tandis qu'elles avaient
été décrites avant eux. L'Illustre SYDENHAM a
commis lui même cette faute; en ne considérant
que la constitution de l'année dont il décrit l'épidé-

mie, il n'a pu parvenir à en reconnaître le type, que par des essais répétés. Il nous décrit lui-même la marche qu'il suivait à tâtons, et les épreuves qu'il fesait des différens remèdes, *ubi semel in genuinam medendi rationem auspicato inciderim, metam quasi semper attingo, donec extincta illa specie, novoque gliscente morbo, anceps rursum hæreo, qua mihi via insistendum, ut ægris subveniam;* aussi avançait-il que connaissant quatre-vingt-dix-neuf maladies épidémiques, la centième peut être inconnue. C'est le peu de relation que l'Hippocrate Anglais avait observé entre les maladies et la constitution des saisons pendant lesquelles elles règnent, qui lui avait fait naître des doutes sur la solidité de la doctrine hippocratique ; tandis que ce disparate aurait dû lui suggérer, que c'était dans les saisons précédentes qu'il fallait rechercher une cause, qu'il ne pouvait point trouver ; ce qui le prouve encore mieux, c'est que SHORT (1) dit qu'on n'a jamais vu que les épidémies soient arrivées en Angleterre, après une année réglée. FERNEL s'est trompé comme SYDENHAM, pour avoir conclu au général, d'après des observations faites sur une seule année.

On est forcé quelquefois, comme je l'ai dit,

____

(1) *Chronological history of the air.*

de remonter à plusieurs années précédentes ; l'oubli de cette règle a obligé RAMMAZINI à supposer aux épidémies qu'il a observées, une cause qui n'existait pas. Ce savant médecin après avoir décrit les constitutions et les maladies de 1692, 93, 94, ne trouvant pas dans la température de ces années, une raison suffisante pour expliquer l'apparition de la fièvre pourprée, qui régna épidémiquement à *Modene*, a recours aux vents méridionaux. Mais on ne voit point par ses descriptions que ces vents ayent dominé en 1692 ; ce qui aurait cependant été nécessaire, pour leur attribuer les épidémies des deux années suivantes. RAMMAZINI en détaillant l'état de l'année 1691, prouve, sans y prendre garde, que c'est à son caractère décidément *automnal* que l'on doit assigner l'origine de la fièvre pourprée, qui ravagea l'Italie les trois années suivantes.

HIPPOCRATE connaissait bien mieux la marche des épidémies dans leur production, aussi commence-t-il en décrivant la troisième constitution, par dire, que les années précédentes avaient été sèches : jamais il n'entreprend de donner l'histoire d'aucune, sans parler de l'automne qui la précédait ; il savait que cette saison est le microcosme des trois autres, et dire comment a été la température de l'automne, c'est décrire celle de l'été, du printems et de l'hiver.

Pour bien décider du caractère des constitu

tions des saisons, il faut savoir les observer; il
est donc nécessaire de parler de la manière dont
on doit s'y prendre. Ne croyez pas que parce que
vous n'aurez pas un baromètre pour mesurer la
pesanteur de l'air, un thermomètre pour calculer
la chaleur, un hygromètre pour saisir toutes les
nuances d'humidité; enfin, un anémomètre pour
déterminer la vîtesse des vents; vous ne pourrez
faire aucune bonne observation : tous ces instrumens rigoureux pourront donner des détails
plus exacts, mais souvent ils n'apprendront pas
ce qu'il est le plus essentiel de savoir; c'est-à-
dire, la manière dont nos corps sont sensibles à
ces changemens. Ce ne sont pas les qualités abso-
lues de l'air qu'il nous importe de connaître, mais
celles qui sont relatives à notre manière d'être.
Avec tous les instrumens météorologiques, et après
avoir construit des tables exactes, vous n'aurez
pas toujours aussi bien observé qu'HIPPOCRATE;
il ne fesait attention qu'au chaud, au froid,
au sec, à l'humide sensible, et aux deux vents
du midi et du septentrion. Quelques mots lui suf-
fisaient ensuite, pour décrire ce que ses sens exercés
lui avaient fait connaître. Un modèle de tables
météorologiques, qui sont celles d'HUXHAM, me
fournissent une preuve de ce que j'avance. Ce
n'est pas que je veuille bannir de la médecine
cette scrupuleuse observation, mais elle doit être
confiée à des hommes précieux d'ailleurs, et

qu'heureusement la tournure de leur esprit, rapproche des machines que fixent leurs yeux toute la journée.

Les constitutions précédentes agissant constamment, parviennent à engendrer la cause matérielle des épidémies, le *to theion*, le *quid divinum* d'HIPPOCRATE ; qui, par ces mots n'entendait pas des qualités occultes ; mais comme l'a remarqué GALIEN, une altération et une affection de l'air, excitée par l'influence des astres : parce qu'il croyait avec HÉRACLITE et PYTHAGORE, que tout ce qui est sous forme sensible, doit son origine à l'éther, ou au fluide céleste et divin.

SYDENHAM plaçait les causes des épidémies dans des *effluvia* terrestres ; mais cet illustre médecin manquait de preuves pour étayer son opinion, puisqu'il avait remarqué qu'il fallait supposer ces *effluvia* dans les années, où la température de l'air ne pouvait les produire. RAYMOND *de Marseille* a reveillé la même hypothèse, et l'a établie par de bons argumens ; il a montré comment les maladies populaires, suivaient l'ascension du soleil, et par conséquent le dégagement des vapeurs terrestres. Il a encore prouvé que les corps des animaux étaient plus disposés à recevoir l'impression de ces exhalaisons, à mesure qu'elles se formaient (1).

_____

(1) Mém. de la Soc. de Méd. Année 1780.

Une suite d'intempéries dans les saisons étant parvenue à établir la cause matérielle des épidémies, le type stationnaire commence dès-lors à régner, et son action est modifiée par les saisons qu'elle parcourt; cette modification sans porter atteinte au caractère de l'épidémie, la dirige sur telles humeurs, sur tels tempéramens, et enfin, sur des parties différentes.

Les saisons intempérées ne changent pas seules la direction du mode épidémique, mais les saisons modérées, les naturelles le font aussi. Prenons pour exemple le mode épidémique inflammatoire; son action sera plus énergique dans le printems que dans les trois autres saisons; les tempéramens sanguins seront plus communément affectés, ils le seront plus vivement si les vents septentrionaux soufflent, et la tête, ainsi que les parties supérieures seront le siège de ces maladies.

La constitution présente de l'air, l'idiosincrasie des sujets, les lieux qu'ils habitent, sont donc autant de causes formelles des épidémies, puisqu'elles donnent la forme au mode stationnaire établi; mais jamais elles ne deviennent causes productrices de ce mode.

Une épidémie étant donnée, on demande d'en connaître la nature? pour résoudre ce problême, remontons à l'observation des constitutions précédentes de l'air; elles seules peuvent éclairer sur le mode régnant ; *qualia sunt tempora , tales etiam erunt morbi et constitutiones ex ipsis* , disait HIPPOCRATE (1). SYDENHAM avait cru pouvoir déterminer les épidémies , d'après une fièvre principale , dont l'empire et les ravages se fesaient sentir vers l'équinoxe d'automne. Il est vrai que c'est à cette époque que les maladies prennent plus particulièrement le caractère de l'épidémie qui domine ; mais peut-on dire avec ce médecin , que chaque constitution épidémique a sa fièvre propre qui ne reparaît plus ? on est bien en droit de douter de cette assertion , lorsqu'on connaît l'excellente réfutation qu'en a fait le Docteur FREIND.

La prolongation des épidémies pendant plusieurs saisons , et plusieurs années , fit naître à quelques médecins le désir d'observer, si un mode uniforme de maladies ne pouvait point régner un plus long espace de temps ; RAYMOND *de Marseille* vit , après un examen de trente-six ans , qu'il existait deux constitutions stationnaires de types ou de modes, communs à toutes les maladies régnantes pendant l'espace de dix-neuf ans , c'est-à-dire , pendant un cycle lunaire. Ces deux modes distincts l'un de l'autre , ont reçu le nom de *mou* et de

---

(1) *Lib. de humor.* §. 5 Et dans son Livre *de aere l. et aq.* Il montre l'avantage que l'on retire de ces connaissances , *hæc igitur si quis mente concipiet et considerabit , is præcognoscit plurima quæ ex hujusmodi mutationibus sunt futura.*

fort , à raison de la souplesse ou de la fermeté du pouls pendant la durée d'un d'eux. L'excellent observateur, le P. COTTE , est venu à l'appui de cette hypothèse , puisqu'il a vû que les changemens de constitution de l'air, étaient renfermés dans le cycle lunaire. Ainsi , les faits avancés par RAYMOND n'ont besoin que d'une observation plus suivie , pour jouir de toute la certitude qu'ils ont droit d'espérer.

La seule histoire des épidémies démontre combien elles sont éloignées des intercurrentes , des endémiques , des pandémiques et des contagieuses. Nous achéverons de rendre la différence plus tranchante , en disant quelles sont les maladies que l'on doit comprendre sous ces dénominations.

Celles qui sont immédiatement produites par les intempéries des saisons , s'appellent *sporadiques* : elles prennent le nom *d'intercurrentes* , lorsqu'elles surviennent dans le cours d'une épidémie ; alors elles sont soumises au mode régnant qui les marque de son coin, et les soumet , quelle que soit leur forme. Les intercurrentes sont donc le produit immédiat de l'action de l'air ; les épidémiques ne paraissent que long-temps après cette action ; les premières sont passagères , et se terminent ordinairement avec la saison qui les fit éclore ; les autres au contraire , ont un caractère stationnaire qui les rend indépendantes de la succession des temps. Il existe cependant assez de rapprochement entr'elles, pour que l'on ait appelé les intercurrentes *parvæ epidemiæ*, tandis que les vraies épidémies portent le nom de *magnæ*.

Les pandémiques dépendent d'un vice dans le régime économique ou la diététique.

Les endémiques, produites par la position des lieux, n'en attaquent que les habitans, et prennent leur origine dans les eaux, les vents et les habitudes ; toutes ces causes sont circonscrites par le pays qui les favorise.

Enfin, *les contagieuses* naissent des miasmes ou des virus qui se communiquent d'un individu à un autre, par l'air, les étoffes, d'autres corps étrangers, et le contact. Ici l'air, comme tous les autres moyens, ne joue que le rôle de conducteur, et n'a aucune action par lui-même sur la maladie. Si on avait saisi ce caractère distinctif, on ne se serait point trompé sur la nature d'une infinité d'affections, qui n'étaient que contagieuses, et SYDENHAM n'aurait point rangé parmi les fièvres épidémiques, la rougeole, la scarlatine, la petite vérole et la peste.

CHAPITRE IV.

De l'influence du lever, du coucher des astres, et de celle des météores sur les maladies.

LES corps célestes pèsent les uns sur les autres : rapprochés par l'attraction, ils en suivent les lois avec constance, et emportés dans la courbe qu'ils décrivent, ils tracent une route de laquelle ils ne s'écartent jamais. La terre en tournant autour du soleil, entraîne la lune, dont elle devient le centre des mouvemens. La plupart des satellites du soleil en ont eux - mêmes d'autres qu'ils s'asservissent; ainsi, s'est établie cette harmonie, ce concert de mouvemens, dont KEPLER et NEWTON nous ont tracé le tableau sublime. Il existe donc un rapport entre notre planète et les corps célestes, et ce rapport pouvait-il être plus essentiel, puisque c'est celui du mouvement, c'est-à dire, de la vie !

Mais cette influence du soleil et des autres astres sur notre globe, peut-elle exister sans s'étendre aux parties qui le composent ? sur l'air qui l'environne, sur les êtres qui l'habitent; la vie qui distingue ces êtres n'entrera-t-elle pour rien dans la sphère des relations que le mouvement établit ? C'est ce que nous allons examiner, en discutant les preuves qui appuyent les différentes théories.

Comme il serait ridicule de chercher à reconnaître la nature et la raison de l'attraction, il serait aussi peu raisonnable d'examiner, comment tel ou tel astre peut influer sur nos corps : aussi ne doit-on rapporter à cette influence que les phénomènes qu'on ne peut lui refuser absolument ; et lorsqu'il nous arrivera de parler de quelques opinions hasardées, ce ne sera point pour leur prêter des preuves. S'il est philosophique de ne croire qu'aux démonstrations, il ne l'est guères de douter de tout. Le pirrhonisme ne veut se soumettre à rien ; le doute cartésien pèse les preuves, il les discute, mais il écoute : l'un est aussi éloigné de la sagesse, que l'autre en est rapproché.

Lorsque l'assentiment de toute l'antiquité dépose en faveur de l'influence des astres sur nos constitutions, sommes-nous en droit de la rejeter, parce que nous ne la concevons pas ? ou devons-nous reconnaître notre ignorance, sans accuser la véracité et le discernement de ces hommes illustres, que, ni la superstition, ni les erreurs populaires n'ont jamais subjugués ? Fiers, il y a quelques années de nos connaissances en physique, nous sourions aux idées de nos bons pères qui croyaient que tout ce qui existe ici bas était formé par l'air : eh bien, il a fallu que nous parvinssions à l'aide du génie de LAVOISIER, à ce point de perfection, où la chimie nous a appris que l'eau étoit un composé d'air ; que le carbone dissout dans l'oxigène forme un fluide invisible ; qu'enfin, les gas par leur union décident de la forme sensible d'un très-grand nombre de corps.

Les anciens avançaient souvent des propositions sans mettre la preuve à côté, et nous qui les ignorons, avons-nous le droit de nous ériger en censeurs, parce que nous ne sommes pas assez instruits ? Les idées que je présente s'appliquent à l'influence des astres ; en effet, si quelques observations hasardées ont pu exciter la méfiance sur cette doctrine, elle n'en mérite pas moins l'examen du vrai médecin.

§. I.

Le soleil, l'astre principal, sera le premier sur lequel nous fixerons notre attention. Il divise dans son cours l'année en quatre parties, et ces fractions diffèrent toutes entr'elles par une température qui leur est propre, et qui leur vient de la position qu'il affecte respectivement à la terre.

Son effet le plus sensible est la production de la chaleur, qui, douce et supportable au *printems*, s'accroît par degrés, et parvient à son plus haut période au solstice *d'été* ; alors elle diminue à mesure que *l'automne* s'écoule, et devient à peine sensible en *hiver*. L'humidité de la terre élevée en vapeurs par l'action des rayons solaires se joint à la chaleur ; leurs proportions variées forment les quatre températures des saisons. Le soleil qui les a produites, règne successivement sur une de nos quatre humeurs élémentaires, et sa marche coïncide avec le développement de ces humeurs suivant les différens âges.

Lorsque cet astre sortant de la fange et du chaos de l'automne, renaît quelques jours après le solstice d'hiver ; le mouvement de la vie commence à animer tous les êtres ; le rudiment des feuilles et des fleurs s'agite dans les bourgeons ; *la pituite* qui forme la masse des fétus et des *nouveaux-nés* règne ; la cohorte des fièvres pituiteuses et catarrhales paraît ; alors on observe les rhumes, les coryza, et vers la fin de *l'hiver* les affections pituito-inflammatoires. Celles-ci présagent l'arrivée d'une nouvelle constitution, avec le commencement de laquelle elles se marient. Le *printems* déchire l'amnios qui enveloppait la nature. Elle paraît ornée des grâces de la fraîcheur de la jeunesse ; les plantes croissent rapidement, elles sont bientôt couvertes de fleurs : le *sang* fleurit aussi, il ne peut plus être contenu dans ses vaisseaux ; les hémorragies, les érésipèles, les continues-inflammatoires sont fréquentes ; les *jeunes-gens* y sont sur-tout sujets. Ces maladies qui d'abord affectaient la tête, se dirigent ensuite vers la poitrine, et perdent de leur intensité, en approchant *du solstice d'été* : là finit la première constitution semestrée, celle que SYDENHAM appele *vernale*; là en commence une nouvelle. Les herbes sont fannées, la nature épuisée semble se reposer du trajet qu'elle vient de parcourir; la maturité des fruits avance lentement : c'est à cette époque que les maladies les plus funestes se présentent en foule; les vomissemens, les dyssenteries-bilieuses, les cholera-morbus, les continues-subintrantes, les hémitritées moissonnent *les hommes à l'âge viril*. On voit fréquemment des inflammations du bas-ventre à la suite de ces fièvres de la *bile*. Enfin, la chûte des fruits mûrs est suivie de celle des feuilles; l'équinoxe *d'automne* amène les maladies et la mort des *vieillards* : *l'atrabile* domine. Son règne est marqué par les fièvres intermittentes (quartes sur-tout); les jaunisses, les dyssenteries, les péripneumonies - bilieuses, catarrhales, les inflammations du cerveau chez les enfans; enfin, par l'ensemble de toutes les maladies, dont les types et les constitutions sont confondues sans ordre, comme les élémens du caractère de la saison. Son empire diminue peu-à-peu, et disparaît au solstice d'hiver, qui termine la seconde constitution semestrée; c'est-à-dire, *l'automnale*.

Le cours annuel du soleil influe non-seulement sur les maladies des saisons, mais son action s'étend sur les passions qui disposent aux maladies. L'atrabile exaltée par l'automne, ou par une

constitution

constitution qui lui ressemble., produit quelquefois
parmi les peuples la contagion de la cruauté ; la
paix et la clémence sont alors exilées. Nous voyons
des preuves trop vraies de ce que j'avance dans la
constitution de l'année 1572. BAILLOU (1), remarque que la température varia continuellement, et
par conséquent prit le caractère automnal bien
décidé : ce fut le 24 août de cette année que
s'exécuta le massacre de la St. Barthelemy. Après
un hiver modéré, comme le sont ceux de la
Sicile, on célébra le jour de Pâques, en 1282,
les vêpres siciliennes. Enfin, la constitution de
l'air ayant été variable pendant l'été de 1792,
l'automne suivante vit éclore au mois de septembre, les massacres dans les prisons de Paris.

C'est ainsi que le soleil développe et dirige
la marche des maladies, par l'influence bien
directe de sa route, d'un tropique à l'autre. Sa
course journalière a aussi une action sur le mode
d'être des corps malades. La médecine clinique
nous en offre nombre de preuves. Dans les fièvres
continues, celles sur-tout où la remittence est
bien marquée, l'exacerbation commence présque
toujours vers le coucher du soleil. Ce n'est qu'au
lever de cet astre de vie, que la nature aidée par
lui, se soumet le principe morbifique, et rend le
repos aux malades. Cette action salutaire du soleil

---

(1) *Epid. et Ephem. Lib.* 1.

D

est si bien marquée, que le paroxisme de la fièvre quotidienne intermittente, survenant pendant la nuit, est toujours plus long, plus considérable, que s'il paraît dans le jour. Les nyctalopes perdent la vue au coucher du soleil, et demeurent aveugles jusques à son lever : MACQUART (1) en a eu des exemples fréquens à Moscow, et HEBERDEEN à Madere. Il semble que le jour est le tableau de l'année entière. L'hiver est représenté par la nuit ; le printems naît avec le soleil du matin ; dont l'exaltation à midi donne l'idée de l'été ; vers le soir, la fin de la chaleur et du sec, jointe avec le commencement du froid et de l'humide de la nuit, présente le caractère de l'automne.

§. I I.

Les anciens qui observaient plus soigneusement que nous, ont laissé une histoire complète de l'influence de la lune sur nos corps, influence que les siècles antérieurs avaient constamment admise. Leurs idées ne s'accommodent pas toujours avec nos connaissances en physique ; je les présenterai cependant, et on sentira ce que l'on doit en retrancher. JULIUS - FIRMICUS qui avait étudié dans les livres d'ORPHÉE, d'ESCULAPE et de CRITODEME, dit, que toute la substance du

(1) Essai de Minéralogie. etc.

corps humain, est puisée dans la lune ; que ses périodes d'accroissement et de décroissement règlent celles de nos corps ; il cite en exemple, la moelle des os qui diminue avec les phases lunaires. HIPPOCRATE prétendait qu'il en était de même pour le cerveau.

La lune, selon PLINE (1), est un astre féminin qui s'alimente des eaux douces des fontaines ; aussi son influence est molle et humide : elle attire les exhalaisons, pour les reverser sur la terre. Le soleil, au contraire, se nourrit des eaux de la mer ; son action est mâle et énergique. Cette vertu humide et générative de la lune étair généralement admise chez les Egyptiens, suivant PLUTARQUE. MACROBE (2) croit qu'elle répand l'humidité qu'elle a attirée ; aussi, dit-il, le poëte lyrique ALCMAN, appelle la rosée, la fille de l'air et de la lune : cet astre distend les pores et les assouplit ; voilà pourquoi Diane préside aux accouchemens.

Dans des temps plus rapprochés, SANCTORIUS (3) a remarqué que pendant le cours du mois lunaire, nos corps en santé augmentaient du poids d'une ou deux livres, qu'ils perdent peu-à-peu, en s'approchant du dernier phase. Les tumeurs, suivant M. A. SEVERINUS (4), crois-

(1) *Lib.* 2.
(2) *In somn. Scipionis.*
(3) *Med. Stat.*
(4) *De recond. absc. naturâ.*

sent et diminuent avec la lune. Je pourrais ajouter une longue suite d'observations recueillies par KOOK (1), GOAD (2), HOFFMAN (3), MEAD (4), BAGLIVI et une foule d'illustres médecins, que le préjugé n'engageait pas à voir ce qui n'existait pas.

C'est sur-tout sur le système nerveux et ses affections, que la lune paraît agir le plus énergiquement. Les maladies périodiques lui sont souvent soumises. celui qui douterait de cette assertion, n'a qu'à consulter GALIEN, WEPFER, MAUR. HOFFMAN, BENNET, BAILLOU, PISON, etc. Je sais que l'on a cité des expériences de RÉAUMUR et de BUFFON, contradictoires à celles de KEPLER et de quelques autres, qui voulaient prouver l'action de la lune sur les végétaux. Mais quand même ces expériences seraient bien exactes, elles ne détruiraient pas les preuves de l'influence de cet astre sur nos corps. Est-il démontré d'ailleurs, que sous un ciel pur et serein, où la clarté du soleil est remplacée par celle de la lune, cet astre agisse comme dans les climats froids et humides, dont l'atmosphère est toujours obscurcie par des brouillards ? *Lescaut* en se divisant, n'a pas embrassé

---

(1) *Astronom. meteorol.*
(2) *Tract. meteorol.*
(3) *De Astr. infl. in corp. hum.*
(4) *De imperio solis et lunæ.*

l'isle de *Delos*, et ce n'est pas un poëte Hollandais qui a dit :

Tu dea . . . .
Astrorum decus, et nemorum latonia custos.

(*Æneid. lib.* 9.)

La lune agit plus directement dans les maladies périodiques : de là l'observation de PROSPER-MARTIAN, sur son pouvoir dans l'ordre des jours critiques. Elle agit aussi particulièrement sur le systême lymphatique, cellulaire, et sur les affections nerveuses, telles que l'hydrophobie (1), l'épilepsie, la manie, les apoplexies périodiques, etc.

Des différentes positions des planètes, naissent des effets sensibles dans l'atmosphère, qui doivent s'étendre jusques sur nos corps : c'est surtout la conjonction du Soleil, de Jupiter, de Saturne et de Mercure, qui porte une impression décidée sur l'air, comme l'ont observé KOOK, SCHLITTERS et FRED. HOFFMAN, dans une longue étude météorologique.

Les phénomènes, suites des éclipses de soleil et de lune, sont si généralement connus, qu'il est, je crois, inutile de les rappeler.

_____

(1) Cet ordre qu'établit l'action de la lune, rappelle celui qu'a présenté à ses Disciples, mon ami et mon Collègue le Professeur DUMAS. Ce Savant, dont l'âge est un problème pour ceux qui le voient, et qui connaissent ses travaux intéressans, a divisé les maladies d'après les systèmes qu'elles affectent, et l'action de ces systèmes l'un sur l'autre. Cette classification, très-philosophique, n'est pas la seule preuve qu'il ait donnée de son esprit analytique.

§. I I I.

Le lever et le coucher des constellations agissent d'une manière peu sensible sur la constitution des animaux. Ces astres étant trop éloignés, nous sommes forcés de regarder leur apparition comme annonçant seulement les divers temps de l'année. Ainsi, le lever d'Arcturus et des Pleyades ouvre les semestres médicinaux : Sirius annonce le danger dont menace le solstice d'été, et ramène les vents étésiens, dont le souffle dissipe les maladies ; le lever d'Arcturus est aussi suivi du corus, du favonius, et quelquefois de l'eurus, d'après COLUMELLE. Il est donc permis de conclure que le lever et le coucher des astres, ont une influence sur l'origine et la marche des maladies. Il est vrai que ces variations peuvent être, ainsi que les révolutions des corps célestes, le produit d'une cause commune et supérieure ; mais jusqu'à ce qu'on ait trouvé cette cause, qu'il nous soit permis d'en supposer une, qui est probable, et qui démontrée fausse, ne changerait point la certitude des faits qu'on lui attribue.

§. I V.

Comme l'examen des météores s'éloigne du sujet que nous traitons, je me contenterai de présenter quelques faits qui prouveront la relation de ces phénomènes de la nature, avec l'origine et les progrès des maladies.

Les inondations et les grandes pluies, sont les causes les plus ordinaires des fièvres contagieuses, sur-tout lorsqu'elles précédent une température chaude. La ville d'Abaton fut ravagée, suivant HIPPOCRATE, par la contagion, après des pluies excessives et continuées. (1). Le même auteur dans son second livre des épidémiques, s'exprime ainsi : *constitutio austrina aeris, ichores, pustulas et carbunculos generavit in Cranone.* GALIEN dit que la trop grande humidité annonce la peste. (2). WAGNER (3) et SIGBERT (4) remarquent que celle qui arriva sous le règne d'IRENE, Impératrice de Constantinople, suivit un air très-humide. Les maladies qui ravagent la basse - Egypte, sont le produit des inondations du Nil. On voit dans *les éphémérides des Curieux de la nature* (5) plusieurs observations de fièvres tierces populaires, après des inondations. LANCISI en racontant l'épidémie de Rome, et RAMAZINI celle de Modene, observent que c'est aux marais en évaporation, et aux pluies excessives d'automne, que l'on doit attribuer les fièvres tierces-malignes, qui régnèrent alors.

Les météores de l'air ne causent pas des ravages moins sensibles. EMPEDOCLE, suivant

---

(1) *Epid. Lib.* 3.
(2) *De temper. cap.* 4.
(3) *Chronol.*
(4) *Cent.* 8.
(5) *Anno* 9.

PLUTARQUE , préserva de la peste et de la stérilité
la campagne d'Agrigente , en faisant boucher les
gorges des montagnes , par où soufflait l'auster.
VARRON dit avoir remédié dans l'isle de Corcyre ,
à une maladie contagieuse , en fermant les fenê-
tres qui regardaient le midi , et ne laissant ouver-
tes que celles , dont l'exposition était au septentrion. Je pourrais multiplier les exemples , citer
l'affection des habitans de Cadix , présage du
tremblement de terre de Lisbonne ; les maladies qui règnent , lorsque le Mont-Vésuve cesse
ses éruptions : mais je m'arrête , et termine en
rappelant le passage suivant d'HIPPOCRATE : *si
quis temporum mutationes et astrorum ortus et
occasus observaverit, quemadmodum singula horum
eveniant , prænoscet utique de anno , qualis is sit
futurus. Oportet igitur et astrorum exortus considerare , precipuè canis , arcturi et pleyadum occa-
sum : morbi enim in his maximè diebus judicantur ,
aliique perimunt, alii vero desinunt , aut in aliam
speciem transmutantur* (1). La nécessité des connaissances astronomiques était tellement démontrée pour ce législateur de la médecine , qu'il ne
voulait point qu'un malade se confiât à celui qui
les ignorait (2).

_____

(1) *Lib. de aer. loc. et aq.*
(2) *Nemo autem se committere debet manibus ejus qui nescit
Astronomiam , quia non est perfectus medicus. Lib. de sig. vitæ
et mortis.*

CHAPITRE V.
De la Séméiotique.

LE besoin fit naître la médecine ; l'expérience fonda l'art de la Séméiotique. A la première maladie qui fut observée, là, a commencé cette science sublime que l'on peut justement appeler la grammaire de l'art de guérir. Il est beau de suivre la marche du génie de l'homme, lorsqu'il créa cette partie de la médecine, par laquelle l'esprit aidé des sens, compare le présent avec le passé, et pénètre dans l'avenir. Que de siècles ! Que d'hommes illustres n'a-t-il pas fallu, pour établir ces règles, sur lesquelles reposent tous les succès de notre art ! Les phénomènes qui échappaient aux sens du vulgaire, furent saisis par le médecin. Il en grossit le nombre par une longue observation : il les rappela, les compara, et établit les résultats de cette comparaison. La Séméiologie n'est donc qu'une induction tirée de l'analyse et de la synthèse ; les objets sur lesquels s'exercent ces deux actes de l'esprit, sont les signes. Les qualités nécessaires pour bien observer furent celles que possédait celui, qui le premier fit parler à la médecine un langage raisonné ; des sens exquis, l'habitude de les exercer durent, sans doute , être son partage. Une mémoire heureuse lui rappelait à son gré les objets sur lesquels il avait dirigé son observation , et qu'il voulait mettre en œuvre ; il dut long-temps en chercher les rapports , se les représenter sous toutes les faces , pour trouver celles qui se convenaient , afin d'établir l'induction. C'est alors que son génie trouva les contre-poids , qui , selon BACON , l'empêchent de s'élever trop rapidement d'un fait à un autre , avant de les avoir tous scrutés. Mais quel chemin n'avait-il pas déjà parcouru ! Aurait-il pu diriger ses premiers pas , sans une infinité de connaissances étrangères qui devaient les affermir ? Sans cette curiosité qui entraîne sans cesse à la recherche de la nouveauté , et que le plaisir de la découverte irrite , sans pouvoir satisfaire. N'aurait-il pas sur-tout perdu un temps précieux , sans ce goût que l'art peut bien rectifier , mais qu'il n'a jamais donné ? Comment sans ces qualités eut-il été invité à la recherche de la nature , et n'aurait-il choisi parmi ses phénomènes , que ceux qui tendaient à établir la doctrine dont il s'était déjà tracé l'idée ? Car , comme le dit le célèbre Chancelier d'Angleterre : « les faits sont toujours la vérification » d'un principe ; il faut donc avoir en vue une proposition ; lorsqu'on entame une opération ». Il était nécessaire que le Séméiologiste vit déjà ce qu'il voulait prouver , et que son génie pressentant le but qu'il devait atteindre , lui traçât la

route qu'il avait à suivre pour y arriver. « La
» lumière que nous fournit chaque vérité est,
» selon ZIMMERMAN, une espèce de crépuscule
» qui nous éclaire déjà dans le lointain, sur la
» vérité qui doit la suivre ».

Pour rendre plus saillans les phénomènes des
maladies, il a fallu les placer à côté de ceux de
la santé, afin de les comparer, et d'en saisir la
différence qui forme le caractère des deux; voilà
pourquoi il a été nécessaire de faire précéder des
connaissances physiologiques bien exactes, pour
avoir sans cesse présent à l'esprit le tableau de
la santé, et de ses effets sur le corps humain.
Chaque fois que le médecin a rencontré un phénomène, il l'a essayé à ce tableau, comme à
une pierre de touche, qui en détermine la classe.

Nous entendons par *phénomène* tout changement notable du corps sain ou malade : de là
la division en ceux qui appartiennent à la santé,
et ceux qui désignent la maladie : ces derniers se
confondent aisément avec les symptômes, ou
apparences sensibles de la maladie.

Pour bien concevoir ce que l'on doit comprendre par le mot *symptôme*, il faut supposer
l'existence d'une cause matérielle morbifique. Ses
effets s'établissent sur les parties externes ou internes du corps, et changent le mode d'être de ces
parties. Ces changemens, lorsqu'ils sont apparens
aux sens, forment ce que l'on appelle *symptômes*:

leur collection constitue ce que l'on nomme
maladie. Si le médecin étudie ces symptômes, et
cherche par leur moyen, à parvenir à la connaissance de la cause matérielle, ils changent de
dénomination, et prennent celle de *signes*. Il paraît
donc, comme l'a remarqué le Professeur FOUQUET,
que ceux-ci parlent à l'esprit, tandis que les symptômes n'ont de relation qu'avec nos sens. Un
symptôme est toujours signe, suivant FERNEL ;
mais le signe n'est pas toujours symptôme ; il
faut souvent la comparaison de plusieurs, pour
acquérir un signe, qui n'est alors qu'une conséquence de cette analyse. Le signe ne peut pas
exister sans le symptôme, c'est - à - dire, sans
une impression faite sur nos sens. Ceux qui
ont prétendu le contraire, me paraissent avoir
erré ; car, peut-on fonder les signes d'une maladie sans la perception que fera le sens de l'ouie
d'après le récit d'un étranger, ou par le tableau
représenté sur le papier, et que le sens de la vue
dépeint à l'esprit ?

C'est pour avoir trop fait attention aux symptômes, et pas assez aux signes, que l'école de
Cnide mérita le reproche de faire de longues descriptions des maladies, sans enseigner pour cela
à les connaître (1). Ses élèves notaient tout ce
que leurs sens apperçevaient, et comme ils remar-

_____

(1) *Lib. de diætâ in acutis.*

quaient tout, ils ne pouvaient manquer de voir
ce qu'il était inutile d'observer. Leur histoire
des maladies péchait, et parce qu'ils disaient ce
qu'il falloit taire, et qu'ils passaient sous silence
les signes qui auraient pu donner la connaissance
de la cause matérielle.

§. I.

Cette marche que j'ai tracée, dût être la première que suivit le médecin qui établit la Séméiotique. Sa vue se tourna naturellement sur les signes
actuels de la maladie ; ceux qui lui annonçaient
l'état présent, et que nous appelons *signes diag-*
nostics. Il dut s'appercevoir dans la suite, qu'ils
étaient souvent insuffisans ; ils ne présentaient que
des probabilités, lorsqu'il tâchait de s'approcher
de la certitude. Pour les renforcer, il chercha dans
le passé, il créa une seconde classe de signes,
qu'il appela *anamnestics*. Ceux-ci vont à la recherche de ce qui n'existe plus. C'est à l'aide de la
mémoire du malade, de celle des assistans, des
effets des symptômes qui se sont dissippés, que
le médecin remonte dans le passé, y trouve de
quoi appuyer son diagnostic, et marcher avec
sûreté ; alors la médecine commença à être l'art
de la divination, puisque par des effets existans,
il fallut souvent deviner le symptôme qui les avait
produits, et qui n'était plus sensible.

Lorsque le Séméiologiste eut acquis cette habitude de bien observer les phénomènes, d'en saisir tous les rapports, et de savoir assigner à chacun la place qu'il devait occuper ; quand il fut familiarisé avec l'histoire des maladies, s'appésantissant sur ce qu'il était essentiel d'y remarquer, passant légèrement sur les symptômes qui en étaient étrangers, il put alors se servir de l'analogisme. L'induction et le *pronostic* devinrent des conséquences naturelles de ce qu'il avait appris, et le voile de l'avenir s'entrouvrit devant lui. Nous pouvons, en effet, considérer les signes prognostics, comme la conséquence d'un syllogisme, dont les premisses sont formées par les diagnostics, et les anamnestics. C'est l'objet inconnu que l'on cherche dans un problême, dont on a bientôt trouvé la solution, lorsqu'on a construit les trois premiers membres de l'équation.

Pour parvenir à ce haut degré de perfection, il faut observer long-temps, et utilement. Le génie qui d'après ZIMMERMAN supplée à tout dans le jeune médecin, ne peut pas tenir lieu de la pratique et de l'expérience. Il éclaire, il est vrai, l'observation et la rend fructueuse ; sans lui le médecin a les yeux ouverts, et ne voit rien ; il calcule le nombre de malades qu'il a vu, et ne se rappelle aucune maladie ; semblable au Comédien, dit HIPPOCRATE, il ne porte que l'habit du personnage qu'il imite ; mais encore un coup, imaginer, n'est pas voir.

§. I I.

En traçant la marche qu'a dû suivre celui que nous supposons avoir inventé la Séméiotique, j'ai indiqué ce qu'il fallait savoir, ce qu'il fallait apprendre pour parvenir un jour à posséder cette belle science. En me résumant, je vais présenter ce tableau en peu de mots.

Natura repugnante, irrita sunt omnia, disait HIPPOCRATE, aussi demandait-il à ses disciples du génie, du savoir, une éducation médicale ; à cela il voulait que l'on joignît le temps. Il est inutile d'en faire sentir le prix à nos Elèves. Ils prouvent bien qu'ils le connaissent, par la manière dont ils l'employent. Pour mettre en œuvre toutes ces qualités, le divin vieillard souhaitait un lieu propre à l'étude, dont l'influence est, dit-il, pour l'élève, ce que l'air ambiant est pour les plantes qu'il nourrit : l'institution clinique ne nous laisse rien à desirer, et grâces à mes Collègues (1), l'Ecole de Cos revit à Montpellier.

Avant de commencer à observer, il faut apprendre à le bien faire ; autant il serait inutile de poursuivre l'examen des plus petites choses à l'exem-

(1) Le nom de mon Collègue le Professeur PETIOT , vient naturellement se placer à côté de l'éloge de notre Clinique : tant qu'elle formera de bons médecins, on se souviendra que ce Praticien célèbre en fut un des Instituteurs, et que son zèle et ses talens n'ont été égalés que par le noble désintéressement qu'il montra.

ple des Cnidiens, autant on doit éviter l'autre écueil si commun aux jeunes gens, pour qui l'expérience et l'observation deviennent insipides, dès qu'ils ont goûté des écarts de l'imagination. Celle-ci, pour me servir des expressions de BACON, «crée, invente, embellit les arts; mais nuit aux véritables sciences.» Il ne faut pas chercher à voir dans les malades ce que l'on desire, ou ce que l'on s'attend à y trouver, mais seulement ce qui y est véritablement. Si vous n'avez déjà accoutumé votre esprit à l'observation, vous en prendrez difficilement l'habitude. La vie du médecin est une étude continuelle; il faut donc apprendre à saisir et à retenir l'ensemble des traits de la figure, le geste, le regard, la voix de l'homme en santé : sitôt que vous le verrez malade, les mêmes phénomènes vous frapperont par leur disparité.

L'anatomie, celle sur-tout qui traite du rapport des parties entre elles, est absolument nécessaire au Séméiologiste; sans elle sa main erre dans l'exploration, sans guide et sans connaissances. L'ouverture des cadavres complétera aussi quelquefois l'histoire de la maladie, elle servira à fonder un prognostic dans une autre occasion. C'est dans ce sens qu'HIPPOCRATE a dit, que la vie sortait du sein de la mort.

A mesure que l'on avance dans l'étude de la Séméiotique, on sent la vérité de cet axiome, *qui sufficit ad cognoscendum, sufficit etiam ad curandum*; on est

convaincu que cette science est l'échafaudage sur
lequel repose toute la médecine, qu'il vaudrait
mieux ignorer tout le reste, que la doctrine des
signes; et enfin, comme l'a dit l'élégant FERNEL,
tanta est signorum necessitas, ut his sublatis tota
medicinæ corruant fundamenta.

§. III.

Le coup d'œil général que nous avons jeté
sur les sources d'où découlent les connaissances
séméiotiques, nous a tracé la route qu'a dû
tenir l'esprit humain, en établissant cette branche
intéressante de la médecine. Ce tableau nous a
offert tout ce qu'il était nécessaire de posséder,
pour acquérir cette science; examinons maintenant la manière dont on doit faire l'application
des qualités que l'on apporte à cette étude.

La Séméiotique se divise en trois grandes classes,
qui sont le diagnostic, les signes anamnestics, le
prognostic. Le médecin est souvent obligé de
juger de ce qui n'est plus, d'après l'existence des
signes présens : ceux-ci deviennent alors prognostics, puisqu'ils étendent dans le passé la science de
la divination. Mais cet art se dirige principalement
vers l'avenir, et c'est sur ce qu'il prévoit d'avance,
que le médecin établit sa marche, et l'ordre de
sa conduite. *Generosi medici, atque in arte hip-*
pocraticá digni, est officium, futurum statum
præcognoscere, cum omnem victus rationem ad

E

ipsum inspiciens instituat. (1). C'est dans cet art qu'excella le divin HIPPOCRATE, lorsque son génie, après avoir recueilli tout ce que l'antique Ecole de Cos avait d'observations; après y avoir ajouté celles que sa pratique put lui fournir, traça ces oracles immortels, qui, comme il le dit lui-même, se trouvent vrais dans la Lybie, l'isle de Delos et la Scythie. Son disciple après lui s'acquit une si grande réputation, qu'il mérita que le Philosophe EUDEMUS dit, qu'Appollon rendait ses oracles par la bouche de GALIEN. (1). Lisant dans les livres de son maître, comme dans ceux de la nature, il y voyait ce que des yeux communs n'y pouvaient pas distinguer; aussi MARTIANUS, un des premiers médecins de Rome, le rencontrant dans la rue, lui dit: je connais, comme vous, le second livre des prognostics d'HIPPOCRATE; je ne puis cependant deviner comme vous.

Les trois classes dont nous avons parlé sont tellement liées entr'elles, leur union est si nécessaire, qu'il est impossible d'en étudier une, sans apprendre les deux autres; ainsi, nous ne les examinerons point séparément, mais jointes, et ne formant qu'un seul corps de doctrine, qui est la Séméiotique.

---

(1) GALEN. De crisibus, in lib. 1. cap. 3.
(2) Vaticinari Appollinem Pythium per os Galeni.

E

J'ai balancé quelque temps sur l'ordre que j'avais à suivre pour l'étude des signes ; toute espèce de classification eût été bonne, pourvu qu'elle n'en eût omis aucun. J'ai cependant préféré la marche la plus naturelle, celle que la pratique nous indique ; ainsi, laissant de côté l'arrangement systématique, nous les étudierons suivant l'ordre dans lequel ils se présentent au médecin clinique.

Je me supposerai, entrant dans la chambre d'un malade ; avant d'approcher de son lit, nous examinerons la manière dont il repose, et la couleur que présente sa peau : les assistans, ou le malade lui-même, nous instruira de son âge, de son sexe, de son tempérament, qui seront comparés avec la constitution de l'air, soit naturelle, soit médicale ; par là nous commencerons à établir le diagnostic, que confirmera l'examen de la profession du malade, et de sa manière de vivre. Nous passerons ensuite à l'observation des symptômes particuliers, et généraux, dont la collection et l'étude compléteront la science du présent, du passé et de l'avenir. Il résultera un grand avantage de cet ordre des matières ; la connaissance de l'art d'examiner et d'interroger, qui s'acquiert séparément, dérivera naturellement de l'ensemble de nos études ; puisque nous suivrons la marche la plus aisée pour celui qui veut connaître une maladie.

CHAPITRE VI.

De l'attitude, et de la couleur du malade.

LE premier coup d'œil du médecin, est peut-être le plus essentiel, celui qui décide souvent du reste du diagnostic : son jugement qui n'est pas encore influencé par le préjugé de ce qu'ont observé antérieurement ses sens, est neuf pour ainsi dire : son attention dirigée toute entière sur un seul objet, saisit bien mieux les perceptions, et établit une manière de voir, dont l'action s'étend sur ce qu'il doit examiner dans la suite. Le premier coup d'œil est celui du génie ; il faut donc que celui qui est assez modeste pour se persuader qu'il ne le possède pas en entier, éloigne tout objet de distraction, et recueille tout ce qu'il a de sagacité pour fonder le diagnostic.

§. I.

Corpus constat ex ferente, et ex eo quod fertur, selon DIOCLES. Il est donc nécessaire pour bien juger de l'état du corps, d'examiner l'ensemble de l'action de la vie sur la matière. Cette action se manifeste par l'attitude que prend le malade dans son lit, sur-tout lorsqu'il n'est pas prévenu de l'arrivée du médecin. Un état qui favorise aussi l'observation de l'attitude, c'est le sommeil ; alors la vie perd une partie de ses droits, la maladie et ses symptômes ne sont plus obscurcis, souvent effacés par une action dont la veille développe l'énergie. Il faut se retracer l'image du sommeil de l'homme sain ; ses muscles fléchisseurs, l'emportent sur leurs antagonistes, les extenseurs ; son corps repose ordinairement sur le côté droit, et son coude lui sert quelquefois à relever la tête. Ici je rappellerai ce que j'ai dit ailleurs, en traitant des maladies medico-chirurgicales. J'ai observé que la nature injuste dans la dispensation des forces, entre les organes qui sont continuellement en antagonisme, répare cette prédilection, par l'attention qu'elle a d'aider les plus faibles. Ainsi, les muscles extenseurs, quoique moins forts que les fléchisseurs, soutiennent cependant la lutte avec ces derniers, et maintiennent l'équilibre du corps. Mais lorsque la vie n'est pas encore bien établie, qu'elle s'évanouit, ou bien qu'elle dort pour quelque temps, alors les fléchisseurs reprennent leurs droits, et rapprochent les points du corps où ils sont implantés. Le fœtus qui est pélotonné dans la matrice, la mort tranquille et graduelle qui laisse les membres dans la flexion, la position de l'animal pendant le sommeil, sont autant de preuves de ce que j'ai dit.

On peut donc préjuger d'une maladie, d'après

le décubitus de celui qui en est atteint ; plus son attitude s'éloignera de celle que l'on observe dans l'état de santé, moins il se rapprochera de cet état : c'est d'après cette observation qu'HIPPOCRATE dit *supinum jacere, manibus, cervice, et cruribus porrectis, minus bonum.*

Le médecin sera rassuré, au contraire, lorsqu'il trouvera le malade couché sur l'un des deux côtés, les mains, les cuisses et la tête un peu fléchies, *totoque corpore molliter posito.* Il faut faire bien attention à cette position molle que demande HIPPOCRATE, pour établir un augure favorable. Elle est bien différente de cet abandon de tous les membres, de cet affaissement qui annonce l'oppression ou la perte des forces, et qui indique la longueur ou la gravité de la maladie. Le sujet doit reposer, mais non pas être terrassé (1). Il me paraît que cette explication du mot *molliter* est plus raisonnable que celle de GALIEN, qui voulait qu'il signifiât une moiteur générale du corps.

La tendance qu'a le malade à se coucher sur le dos, peut déjà faire soupçonner une affection de poitrine ; et cette attitude prolongée entraîne, comme l'a remarqué PROSPER ALPIN (2), l'épi-

(1) *Gravitas totius corporis, manuum ac pedum, mala. Præd. coac. lib. 7. §. 2.*

(2) *Cap. 3.*

lepsie, la paralysie et l'apoplexie ; elle indique toujours la prostration des forces dont j'ai déja parlé. Le decubitus sur le bas-ventre n'annonce pas moins de danger ; cette position est le prélude du délire, ou indique des douleurs dans l'abdomen.

Comme l'observateur séméiologiste ne laisse rien échapper, il comparera la position du malade, avec la direction dans laquelle la lumière l'éclaire: s'il est tourné indifféremment vers une fenêtre ouverte, et qu'il reçoive sur sa figure des rayons lumineux, avec des yeux ouverts, sans y paraître sensible; la stupeur ou l'apoplexie ne sont pas éloignées. La position contraire, dans laquelle les yeux clignotans fuient l'impression d'une lumière douce et modérée, annonce l'inflammation des parties supérieures, et l'arrivée prochaine d'un état phlogistique.

On observera l'arrangement des couvertures du lit; l'anxiété du malade les bouleverse, le délire les enlève de dessus des parties, que la pudeur cache avec soin; alors les pieds restent souvent nuds (1).

Dans les fiévres pituiteuses, lorsque l'abattement des forces est arrivé à son plus haut période, que tous les muscles sont tombés dans un état de *collapsus* cadavereux, le malade n'étant plus fixé et retenu

_____

(1) *Crura inequaliter dispersa et nuda*, malum. *Prænot.* 2.

dans son lit, tend par son propre poids vers la
terre. C'est en vain qu'on le rehausse sur le coussin,
il l'abandonne bientôt, parce qu'il est élevé ; et
il descend vers le pied du lit, qui est plus bas.
On observe le contraire dans les affections inflammatoires, et même dans les bilieuses ; le malade
s'efforce de remonter continuellement vers la tête ;
on est souvent obligé de la garantir avec un coussin,
pour éviter les coups qu'il se donne contre le chevet.
Il est inutile, je crois, de prévenir que pour être en
droit de regarder ces accidens comme indicateurs,
il faut être bien assuré qu'ils n'ont pu être produits
par des causes naturelles ; comme, par exemple,
si le lit étoit recouvert proprement, parce qu'on
l'aurait rangé depuis peu.

§ I I.

La couleur de la peau de la figure, celle du
reste du corps qui est à découvert, forme un signe
que l'on peut appercevoir à quelques pas de distance
du malade, et qui ne doit point être négligé par
le médecin. Une teinte verdâtre, qui se confond
aisément avec la jaunâtre, est assez ordinairement
l'effet de la piqûre d'un animal vénimeux, comme
le remarque GALIEN. Elle indique un engorgement
lent et pituiteux dans le système de la veine-porte,
et celui de l'utérus : c'est la couleur des filles
chlorotiques. Lorsqu'elle s'approche davantage du
jaune, elle peut marquer l'existence et la crise
d'un ictère.

L'inanition des vaisseaux sanguins, les évacuations alvines considérables, sont suivies d'une couleur pâle, qui annonce la faiblesse du sujet, mais qui n'est pas toujours le présage de la mort, comme l'a dit HIPPOCRATE. La pâleur peut changer, et aller jusqu'à la couleur noire par des degrés variés : un de ces degrés, c'est la lividité cadavereuse, qui est le pire de tous les signes, et l'avant-coureur de la destruction. Elle se rapproche beaucoup de cette teinte livide, que j'ai eu souvent occasion de remarquer sur ceux qui avaient des affections graves de la poitrine, comme un anévrisme de l'aorte, une hydropisie du péricarde, un carditis: on croirait au premier abord, que cette lividité n'est pas fixée sur la peau, et qu'elle colore un léger nuage suspendu sur le visage du malade. Le noir ou l'absence des couleurs, annonce la mort, ou l'absence de la vie. Le rouge vif et animé, est le signe de l'inflammation fébrile ; souvent il dénote un embarras dans les intestins ; et il n'est pas rare de voir des malades dont le teint fleuri et rubicond, s'écoule avec les matières fécales : celles-ci, en comprimant les vaisseaux de l'abdomen, forçaient le sang à refluer vers les parties supérieures, et à y aller mentir la santé.

Il est de la plus grande importance, je le répète, de bien distinguer les phénomènes de la maladie, d'avec ceux que la nature a coutume de produire dans l'état de santé. Le médecin ne doit jamais hasarder son jugement, en le précipitant: sa première idée ne doit sur-tout arriver sur ses lèvres, qu'après avoir été mûrement réfléchie, et comparée avec tout ce qui peut en faire découvrir la vérité, ou la fausseté. Une imprudence dans le discours renverse une réputation, plus aisément encore qu'une faute dans la pratique ; aussi rappellerai-je souvent aux élèves ce sage précepte d'HIPPOCRATE, *Quapropter præcipio vobis, tum alias omnes, tum has prædictiones prudentèr instituere; cum audiam et videam, neque recte judicare homines ea quæ dicuntur, vel quæ fiunt in arte; neque narrare* (1).

CHAPITRE VII.

Du tempérament, de l'âge, du sexe du malade, et de la constitution régnante de l'air.

§ I.

L'ÉTUDE des tempéramens est tellement liée à celle des maladies, qu'il paraît bien prouvé qu'on ne peut connaître ces dernières, sans avoir des notions préliminaires sur une cause aussi commune de leurs variations, et de leurs caractères. C'est ainsi que les tempéramens, dans le sens que l'ont

_____

(1) *Prædict. lib.* 1 · *c.* 1.

entendu GALIEN, FERNEL et ZIMMERMANN, deviennent un objet important d'examen pour le médecin ; il paraît cependant que le fruit que l'on retire de cette étude se rapporte plus directement au traitement de la maladie qu'à son diagnostic ; qu'elle influe plutôt sur la conduite du Praticien, qu'elle ne l'éclaire sur le préjugé qu'il peut concevoir de cette même maladie. Mais il est une manière d'être du corps qui distingue un individu d'un autre, et que l'on peut considérer abstractivement du moral qui agit sur lui : c'est cet habitus, cette manière d'être, que j'appellerai *tempérament*, et dont l'inspection suffit pour faire pressentir les affections de celui qui le possède.

Pour suivre une route déjà tracée, je diviserai les tempéramens, d'après les quatre qualités élémentaires ; le froid, l'humide, le chaud et le sec. Les diverses combinaisons de ces qualités, fourniront aux quatre tempéramens leurs caractères propres ; ainsi nous aurons le froid et l'humide ou le *pituiteux*, le chaud et l'humide ou le *sanguin*, le chaud et le sec ou le *bilieux* ; enfin toutes les qualités élémentaires réunies, formeront *l'atrabilieux*.

Le premier de tous, le pituiteux, s'annonce par l'embonpoint, la peau blanche et douce, les cheveux blonds ou rouges, les yeux bleus en général, les dents mal-saines : les affections pituiteuses, les efflorescences cutanées, les douleurs rhumatiques, les apoplexies séreuses, sont communes à cette cons-

titution. Un embonpoint médiocre, la rougeur vive
de la figure, des cheveux châtains, la couleur azurée
de la sclérotique,, caractèrisent le tempérament
sanguin, et font soupçonner l'existence d'une fiévre
inflammatoire, une hémorragie du nez, le délire,
les apoplexies, les affections rebelles de la peau.
Cette constitution n'a cependant pas des caractères
bien tranchés, et peut être n'existe-t-elle pas
réellement : on pourrait, je crois, la rapporter au
tempérament atrabilieux commençant ; en effet, les
signes qui distinguent ce dernier, s'appliquent presque tous au sanguin, et semblent n'en différer que
par la teinte verdâtre ou livide, qui salit le fond
blanc de la peau chez les individus atrabilieux.
Il n'en est pas de même du tempérament bilieux,
qui est bien marqué par la maigreur, les cheveux
noirs, la teinte brune ou jaunâtre de la peau, les
yeux noirs et perçans, la sclérotique un peu safranée ;
enfin par la blancheur et la beauté des dents. Les
fiévres bilieuses, générales et gastriques, les ictères,
les intermittentes tierces, les cholera-morbus, les
dysenteries accompagnent cette espèce de tempérament. L'atrabilieux n'étant qu'un composé des
trois autres, il est inutile de le décrire. Il n'en
est pourtant aucun qui se présente parfaitement
isolé, presque tous participent du caractère de
quelques - uns des quatre cardinaux, et c'est à
la sagacité du médecin, à décider quelle est la
classe de laquelle se rapproche le plus, le tempérament qu'il étudie.

§ I I.

J'ai dit que le sanguin, ou plutôt le pituitoso-sanguin, (car le sang ne domine jamais seul), se rapprochait beaucoup de l'atrabilieux ; l'étude du rapport qu'il y a de l'âge et du sexe au diagnostic, prouvera la vérité de ce fait.

Le plus faible et le plus aimable des deux sexes, est celui qui doit le premier attirer notre attention ; observons la femme, lorsque l'attrait de jouissances plus vives, ou des besoins nouveaux, la dégoutent des plaisirs de l'enfance ; au moment où la beauté triomphe, celle que l'on adore commence à être esclave ; les roses qui colorent ses joues, le feu brillant et humide que lancent ses yeux, la palpitation précipitée d'un sein qui vient de naître, sont autant de signes de l'empire qu'établit la matrice dans le bas ventre : par son influence, tous les systèmes de cette cavité sont altérés ; le sang circule lentement dans la veine-porte, et ses ramifications ; il stagne dans les parties supérieures ; de là les hémorragies nasales, les maux de tête, les syncopes ; toutes ces affections seraient encore plus communes, si la sage nature n'avait, tous les mois, formé un couloir salutaire qui entretient la santé. C'est alors que règne le tempérament pituitoso-sanguin, celui avec lequel on peignait Vénus sortant de la mer. Bientôt les plaisirs et les devoirs de la maternité amènent les maladies des femmes en couche, et des

nourrices; le tempérament sanguin commence alors
à le céder au pituiteux; et le bilieux paraît déjà
vouloir le remplacer. Les roses se fanent, les yeux
perdent leur éclat; et si un embonpoint, venu à
propos, ne soutient ces belles formes, ces contours
délicats, ils s'effacent avec le tissu cellulaire, qui
n'est plus vivifié par la source de la vie. Autrefois
le travail abdominal irradiait vers la périphérie le
sang, la chaleur et la beauté; maintenant il attire
tous les mouvemens vers cette cavité, où se forgent
les maladies qui affligeront la femme jusqu'à la fin
de ses jours. A quarante cinq ans la nature suspend
ses faveurs, elle abandonne celle qui n'est plus utile
à ses vues; le tempérament atrabilieux prédomine;
le cancer, les affections hystériques, les fièvres
quartes, les douleurs arthritiques, ou rhumatismales
chroniques, annoncent que le flux menstruel vient
de cesser. Une saine vieillesse est accordée, il est
vrai, à quelques unes; il semble, qu'oubliées par la
nature, ces femmes ont échappé à son influence
créatrice et destructrice; et qu'indépendantes des
révolutions de l'âge, elles parcourent tranquillement
une longue carrière, jusqu'à ce que leurs organes
ossifiés perdent leur souplesse, et suspendent leurs
mouvemens pour toujours. Toutes les maladies qui
attaquent la vieillesse, portent l'empreinte de la
faiblesse et de l'extinction des forces; le médecin
peut calculer d'avance les toniques et les excitans,
qu'il sera forcé d'employer.

Les premières années de l'homme, confondues avec celles de la femme, présentent toutes les affections, et les dégénérations pituiteuses qui surviennent dans une masse de mucus, que les années doivent façonner. Le travail de la dentition, les dysenteries muqueuses, les coliques, les convulsions, les maladies vermineuses, et celles de la peau, paraissent alors : l'hiver de la vie règne encore, et les germes de vigueur fermentent enfouis ; le printems de la puberté les développe avec la force, la taille et la majesté du corps ; il donne au sang le signal pour sortir de ses réservoirs ; ce fluide dilaté tend, avec rapidité, du centre à la circonférence ; parvenu à la tête, il produit des céphalalgies, des hémorragies nasales répétées, des angines inflammatoires. La vie qui marche toujours avec ce fluide, va développer dans les parties inférieures les organes de la génération ; les premiers desirs sont brûlans, ils manquent souvent d'objets pour être satisfaits ; si ; lassé de les combattre, le jeune homme succombe, il paye chèrement la manière dont il les a trompés : la masturbation, en épuisant les foyers de la vie, affaiblit l'action de tous les organes, de ceux-là sur tout qui sont consacrés au système nerveux. C'est une vérité trop souvent confirmée, dont le médecin doit se rappeler en approchant d'un jeune malade : le soupçon lui est permis, parce qu'il n'a d'autre confident de ses idées, que lui même, et qu'elles se rapportent toutes au salut de ses semblables. La phthisie, l'hémoptysie, la pleurésie vraie, et l'arthritique, annoncent que l'âge viril approche ; alors se manifestent les hémorrhoïdes , le calcul , la goutte et l'hydropisie ; le sang a changé de direction, il circule lentement dans la veine porte : enfin la constipation , le pissement de sang , les catarrhes suffocans , l'asthme, l'apoplexie, l'atrophie et la paralysie, avertissent que l'homme approche du terme de sa carrière.

D'après ce que nous avons dit sur les âges , les sexes et les tempéramens, il est permis de conclure que ces trois bases de l'indication sont liées entr'elles, et que leur rapport naît de leur comparaison.

Il est des tempéramens des âges, comme on en observe qui sont particuliers au sexe ; ainsi le pituiteux, qui précède le sanguin, et est suivi du bilieux et de l'atrabilieux, nous offre le tableau des quatre âges de la vie, auxquels se rapportent ces tempéramens. Les femmes toujours plus proches de l'enfance, par leur moral et leur physique , participent d'avantage de la constitution pituiteuse de cet âge; et si le tempérament sanguin se remarque chez elles un moment, c'est l'éclair de la beauté. Le sexe viril , au contraire, tient sa force et son énergie du sang et de la bile : les tempéramens marqués par ces humeurs, sont ceux qui lui sont les plus familiers.

§ I I I.

La constitution présente de l'air n'est pas moins importante

importante à considérer, avant de porter le diagnostic, avant même que le médecin n'en recueille
les élémens. Je ne parlerai point de la connaissance
des constitutions précédentes, que je crois avoir
assez développé à l'article des constitutions médicales ; je n'ai en vue ici que l'état actuel de l'air.
Cet état peut être naturel et correspondant à la
saison, ou bien il tranche avec elle : ainsi le séméïologiste doit remarquer le rapport ou le disparate
qu'il y a entre le tempérament, l'âge, le sexe du
sujet, et la constitution de l'air (1). Celle qui est
froide et humide sera funeste aux enfans, aux
femmes, et aux tempéramens pituiteux ; elle adou-
cira, préviendra même les maladies bilieuses, les
inflammatoires, et sera propice aux tempéramens
bilieux ; tandis que la constitution chaude et sèche,
qui développera les affections bilieuses, arrêtera les
dégénérations de la pituite, et procurera des mouvemens critiques, qui en termineront les maladies.

L'air qui passe rapidement du chaud au sec, du
froid à l'humide ; celui qui porte le caractère automnal, est funeste aux vieillards, aux phthisiques,
et à ceux qui sont attaqués de maladies en rapport
avec les organes externes, et le tissu cellulaire.

---

(1) *Naturæ aliæ ad æstatem ; ad hyemem aliæ benè aut malè
sunt comparatæ, quædam ætates quoque sic se habent circà anni
tempora.* (HIPP. sect. 3. aphor.)

F

CHAPITRE VIII.

*De la profession, des affections antécédentes,
des héréditaires, et du pays qu'habite le
malade.*

§. I.

LA nature a placé à côté des avantages que la
société nous procure, les maux que la réunion des
hommes et les occupations auxquelles ils s'adon-
nent, ont nécessairement fait naître. PLATON, dé-
tracteur de la médecine, qu'il ne connaissait pas,
croyait que bien de maladies nouvelles étaient nées
de l'emploi que firent de certains remèdes, PODA-
LIRE et MACHAON, au siège de Troie. Un philosophe de nos jours, que la sublimité des idées, et la
manière originale de les développer, rapproche
de l'auteur du Timée, J. J. ROUSSEAU, dit, avec
plus de raison, » qu'on ferait aisément l'histoire des
maladies humaines, en suivant celles des sociétés
civiles » (1).

L'artisan qui nous habille, l'artiste qui orne
nos maisons, s'usent comme les instrumens qu'ils
emploient. Ils payent de leur santé, la nourriture, ou la réputation qu'on leur accorde. L'homme
de lettres qui s'ensévelit dans un cabinet; le médecin

---

(1) Disc. de l'inégal. des conditions.

qui passe tour-à-tour de la méditation à la pratique
de ce qu'il a appris ; tous sèment les germes des
maladies, qui les arrêteront peut-être au milieu de
leur course. Il est donc indispensable pour celui qui
veut acquérir la science séméïotique, de connaître
quelles sont les maladies que développent les professions; afin que sachant quelle est celle d'un sujet,
il puisse déjà préjuger ce qu'il lui est si important de
connaître.

Les effets dangereux que produisent les professions, peuvent se diviser en ceux qui portent
d'abord sur le moral, et en ceux qui attaquent le
physique : ces derniers se subdivisent, et reconnaissent pour cause la position du corps, ou l'impression délétère de quelques substances.

1°. Celui qu'un travail assidu de l'esprit retient dans
le cabinet, prolonge rarement sa carrière ; une vieillesse anticipée raccourcit pour lui cet âge heureux
de la vie , pendant lequel le reste des hommes jouit
de la plénitude de la santé et de la force ; la succession des tempéramens des âges est rapide chez lui ;
et tandis que son imagination jouit d'avance de l'immortalité, son corps usé dépérit et meurt par intervalles. Notre aimable RABELAIS nous offre une
peinture bien vraie d'un pareil individu. « De mode
» que en tel personnage studieux, vous verrez sus-
» pendues toutes les facultez naturelles : cesser tous
» sens exterieurs : brief, vous le jugerez n'estre en
» soy viuant , estre hors soy abstraict par ecstace;

» et direz que Socrates n'abusoit du terme quand
» il disoit philosophie n'estre autre chose que medi-
» tation de mort » (1).

La vue affaiblie, la finesse de presque tous les autres sens exaltée, les éblouissemens, les vertiges, l'imbécillité, sont autant de signes de l'affection du système nerveux; un appétit extraordinaire, ou qui a disparu, des vomissemens habituels, une douleur à l'épigastre, annoncent que l'affection de la tête agissant sympathiquement sur le bas-ventre, a répété dans cette cavité la faiblesse de l'organe supérieur. Le sang ralenti dans son cours, engorge la veine-porte, et produit des squirres au pyloro et aux glandes du mésentère, des anévrismes dans les vaisseaux des grandes cavités, des coliques néphré-tiques, des calculs dans les reins et la vessie, les hémorrhoïdes, la goutte, les apoplexies ner-veuses.

2°. Ce n'est pas sans danger que l'homme manie habituellement certaines substances nuisibles. Les potiers de terre, les ouvriers en plomb sont attaqués par ce métal volatilisé par la chaleur. Les tremble-mens, l'imbécillité, les paralysies, la colique du Poitou, sont les suites funestes qu'entraîne l'exercice de leurs métiers : les doreurs et ceux qui travaillent le mercure sont sujets au ptyalisme, aux dissolutions humorales, à la perte des dents et de la mémoire.

---

(1) PANTAGRUEL, livre 3.

Les artisans qui emploient la chaux ou le plâtre,
finissent souvent leur vie au milieu des attaques
d'asthme, ou par une phthisie universelle. Ces maladies sont aussi communes aux perruquiers et aux
meuniers, qui vivent dans une atmosphère chargée
de poussière. Les matières qu'ils respirent continuellement, encroûtent les poumons, en gênent le jeu,
et parviennent peu à peu à les affecter profondément. Il existe cependant une différence entre
les individus qui exercent ces deux professions. Les
perruquiers toujours en mouvement, en marche,
ont une disposition plus particulière aux maladies
du thorax : le sang précipité dans sa circulation,
avance trop rapidement. Leur métier influe sur leur
esprit comme sur leur corps; saisissant avec ardeur
et sans réflexion toutes les idées qui les frappent,
ils les abandonnent avec la même légéreté; aussi la
manie et la folie ne sont pas rares parmi cette classe
d'hommes.

Les tailleurs, les cordonniers sur - tout,
ainsi que tous les ouvriers, qui tiennent leurs
corps continuellement courbés, développent, par
l'exercice de leur métier, la longue suite des
maladies abdominales; le foie, ou la rate ordinairement obstrués, font prendre aux fiévres
intermittentes le type quarte. Le teint blême des
cordonniers, les hématémèses abdominales, les
constipations habituelles auxquelles ils sont sujets,
les enfans cachectiques qu'ils engendrent, sont le
fruit de leur métier. L'atrabile qui domine chez

eux, les pousse vers des spéculations sérieuses et
étrangères à leur état; ils s'attachent avec opiniâ-
treté à l'exécution des idées qui leur semblent rele-
vées. Les révolutions politiques dont les cordonniers
ont presque toujours été les artisans, démontrent
l'influence des professions sur la santé, et le caractère des individus.

Il est des états dans la société, qui unissent
les deux classes que nous avons formé; des hommes dont l'esprit travaille, peuvent avoir le corps
dans une situation génée. Par exemple : ceux
qui composent et qui écrivent souvent, ont l'épigastre comprimé par la table qui leur sert d'appui :
aussi plus disposés aux maladies des gens de lettres,
ils y joignent celles des tailleurs, des cordonniers et
autres ouvriers semblables.

Quelquefois aussi la profession influe principalement sur le moral, et produit des maladies nerveuses.
Nous en voyons un exemple dans les bergers qui
gardent les chèvres, et les pédagogues qui soignent
les petits enfans. Rarement cette espèce d'hommes
échappe à un degré de folie, au moins à la manie.
Il semble que l'imitation à laquelle l'homme est
porté, le force à prendre le caractère et les manières
des êtres, avec lesquels il vit continuellement.

§. I I.

Le cachet d'une maladie une fois imprimé, ne
s'efface jamais parfaitement. La partie ou l'organe
qui en a été le siège, est radicalement affecté pour

toujours ; ce sera vers lui que se dirigéront les mouvemens de la nature, et les fluxions qu'elle opérera. *Si quid enim laboraverit ante morbum, ibi se figit morbus*, dit HIPPOCRATE (1). Ainsi avant d'établir le diagnostic de la maladie qui existe, le médecin cherchera à connaître celles qui ont précédé, et le lieu qu'elles occupaient. Une pleurésie deviendra la cause occasionnelle et formelle d'une autre. Une inflammation des intestins, quoique guérie, attirera dans la suite, sur le bas-ventre, les fluxions catarrhales : elle produira des diarrhées, des dysenteries, des coliques.

§. I I I.

Les maladies des ancêtres du sujet deviennent, comme les siennes propres, des causes occasionnelles qui manquent rarement de produire leurs effets. L'hérédité des maladies disputée par quelques Auteurs, solidement établie par une longue et malheureuse expérience, est confirmée par le témoignage d'HIPPOCRATE (2). FRACASTOR s'étonne de voir des familles entières périr de la même maladie, qui en attaque tous les individus, à peu près vers les mêmes époques de la vie (3). BOERHAAVE, son

---

(1) Aph. §. 4. n°. 33.

(2) *Ex pituitoso pituitosus et ex bilioso biliosus. Quid vetat ut cujus pater aut mater hoc morbo correpti fuerint, etiam posterorum ac nepotum aliquis, eo corripiatur ; semen enim genitale ab omnibus corporis partibus procedit, a sanis sanum, a morbidis morbosum. (De morbo sacro).*

(3) *Lib. de morb. contag. cap. 9.*

illustre Commentateur et TISSOT rapportent plusieurs observations, qui, jointes à celles d'autres
Praticiens, prouvent que les vices du corps peuvent
se transmettre des pères aux enfans. C'est un fait
qu'il me paraît inutile de discuter ; mais ce qui est
intéressant à connaître, ce sont les signes par le
moyen desquels on pourra prédire si les maladies
seront héréditaires.

Les uns ont cru que pour former le fœtus, il
suffisait que la semence du mâle fût reçue dans la
matrice de la femelle, où elle était élaborée comme
dans un réceptacle. Les autres attribuaient cette
formation à une fermentation, qui résultait du mélange des semences des deux sexes. Ces idées
hypothétiques peuvent amuser, mais jamais satisfaire l'esprit. LINNÉ a porté dans l'examen de cette
question, cette finesse de recherche, cette adresse
d'expérience, qui le distinguera à jamais de tous les
naturalistes. En se servant de l'analogie, il vit
que l'on pouvait établir un rapprochement entre la
génération des plantes, et celle des animaux ; les
étamines qui sont la continuation de la substance
corticale, et le pistil qui n'est que la moëlle prolongée, forment les graines par leur mariage. Si
celles-ci sont le produit de deux plantes dioïques
qui ne se ressemblent pas, la plante qui en naîtra,
offrira le *facies* du père. Il en est de même pour
les animaux. Le fils a l'extérieur de celui qui l'a
engendré, surtout lorsque celui-ci est éloigné par

sa forme de la femelle , avec laquelle il s'est uni. Le physique plus influencé par le moral chez les hommes, n'empêche pas cependant de faire les mêmes observations , comme l'a remarqué DE HALLER. D'après cela, et des expériences répétées, LINNÉ (1) a cru être en droit de conclure , que la vie qui réside dans la substance médullaire , passe par extension de la mère à l'enfant; tandis que la corticale ou externe, destinée à nourrir la médullaire, est fournie par le père. Les fonctions animales se rapportent plus directement au système que donne la mère; et du père dérivent les fonctions vitales. En admettant cette division , on voit pourquoi les affections nerveuses , et celles du tissu cellulaire (centre de la nutrition) sont le plus souvent héréditaires. Ces maladies auront leur siège dans les organes destinés aux fonctions vitales, si elles sont transmises par le père; dans les organes des fonctions animales, si la mère les communique.

Mais si l'enfant ressemble davantage à l'un des deux êtres qui l'a engendré, cette ressemblance sera un moyen de plus pour déterminer l'hérédité de la maladie. L. HOFFMAN (2) célèbre médecin de Munster , rapporte que lui seul parmi ses frères ressemblait à sa mère, et qu'aussi il fut le seul, a hériter des varices aux jambes dont elle avait été

(1) Dissert. de generat. ambigenâ. (Amœn. acad.)
(2) CHAVET, de phthisi pulm.

affligée pendant sa vieillesse. Cet Auteur propose l'inspection des ongles, dont la parité avec celles du père, ou de la mère, peut éclairer l'origine de la maladie existante, et présager celle qui surviendra. L'examen des dents me paraît être également un moyen propre à déterminer l'hérédité ; puisqu'on a vu des enfans ne ressembler à leurs parens que par cette partie, et cependant recevoir d'eux, le germe des maladies, avec celui de la vie.

§. IV.

Pour compléter le tableau des connaissances séméïotiques, que le médecin doit se procurer avant de commencer l'examen particulier du malade, il faut ajouter celles du lieu qu'habite le sujet. Cette considération est d'autant plus importante, que par ce moyen on peut découvrir non-seulement le genre, mais encore la nature de la maladie. Les fièvres bilieuses attaquent le plus souvent les habitans des climats chauds et secs ; les pituiteuses règnent dans les climats froids et humides ; les fièvres intermittentes tierces et pernicieuses, ravagent les bords des marais : les inflammatoires dominent sur les montagnes. Ainsi on doit connaître le site, et la nature des différens pays (1). Lorsque l'élève réunira ces connaissances à celles que j'ai déjà demandé, on

(1) *Singularum regionum situm et naturam dignoscere opportet.* (*Hipp. de loco, situ et temperie.*)

pourra faire de lui, l'éloge que le divin HIPPOCRATE accordait au médecin qui se serait rendue familière, l'étude de tous ces objets : *eum neque morbi regioni familiares , neque communium , quæ sit natura latere poterit, ut nec in morborum curatione hæsitare, neque aberrare possit* (1)

CHAPITRE IX.

De la Face.

L'ENSEMBLE et le rapport de tous les traits de la face, forme ce que l'on appelle *Physionomie*, dont, je ne sais pourquoi, on a voulu que l'homme jouit exclusivement. Tous les animaux quelconques ont la leur, plus ou moins bien dessinée. C'est le besoin que nous avons de les distinguer, qui nous la fait remarquer plus aisément : en effet, le berger qui garde mille moutons , et qui les connaît tous , ne se sert pour cela que de l'inspection de leur physionomie. L'effet que produit ce rapport des traits de la face, doit être plus marqué chez l'homme, parce que la couleur de la peau fait varier cet effet, et le rend plus ou moins sensible. Voilà pourquoi tous les nègres nous paraissent se ressembler au premier coup d'œil.

_____

(1) *De loc. aer. et aq.*

Presque tous les sens réunis sur la face font de cette partie le miroir, où viennent se réfléchir les impressions qu'éprouve l'ame. C'est par là que les objets externes agissent sur elle. Toutes les passions s'y peignent même dans leurs nuances, et forcent celui qui n'a point appris à feindre, à dévoiler les secrets qu'il veut tenir cachés. Aussi MOMUS appelet-il la figure, une fenêtre par laquelle on peut voir les mœurs, l'esprit et le caractère des individus. Les Pythagoriciens, d'après ce préjugé, n'admettaient aucun disciple dans leurs écoles, qu'après avoir mesuré et comparé les linéamens de sa figure (1). PLATON qui possédait éminemment cet art d'observer, prédit la grandeur future d'ALCIBIADE, d'après la dignité de ses traits(2). Cette régularité, cette beauté de la figure, fut tellement estimée par certains peuples, que ceux-là seuls qui la possédaient, étaient élevés au Trône chez les Perses. C'est ce que LUCRÈCE a exprimé de la manière suivante :

» Et pecudes et agros divisere, atque dedere
» pro facie cujusque et viribus ingenioque,
» nam facies multum valuit » (LUCRET).

Et un autre Poëte a dit :

» Distortum vultum, sequitur distortio morum ».

Il n'est donc pas étonnant que le médecin lise sur la figure des malades, ce dont ceux-ci voudraient

(1) JAMBLIQUE.
(2) PLUTARQUE, Vies des grands hommes.

quelquefois lui faire un mystère. Cette partie peut
être considérée comme un centre, vers lequel viennent converger les mouvemens et l'action de toutes
les autres. ARISTOTE la compare à un tableau
raccourci qui contient tout l'homme : HOMÈRE la
désigne sous le nom de soleil, et PLATON l'appele
Theoïdéon, semblable à la divinité. C'est cette
partie du corps qui indique les proportions, comme
l'état des autres ; et les peintres et les statuaires se
servent de la tête, comme d'un mètre qui doit les
règler.

Il faut donc que l'élève commence à exercer son
esprit observateur et analytique sur la face des malades ; qu'il s'étudie à en décomposer tous les traits,
à saisir ce qu'ils annoncent de bon, ou de mauvais ;
les réunissant ensuite, il formera cet ensemble,
cette physionomie, qu'une pratique répétée lui apprendra à concevoir d'un coup d'œil. Les gardes-
malades, ceux qui vivent depuis long-temps dans
les hôpitaux, acquièrent cette justesse dans le diagnostic et le pronostic, sans que souvent, ils puissent se rendre compte de la manière dont leur
esprit opère. L'instinct leur suffit, et rarement les
trompe - t - il.

Pour étudier avec plus de fruit les signes que
présente la face, j'ai pensé qu'il était préférable
d'analyser les parties qui la forment, avant d'examiner l'ensemble ou la physionomie. Ainsi après
avoir observé les signes tirés du front, des yeux,

du nez, des oreilles, et de la bouche; nous réuni-
rons ces traits isolés, et nous étudierons la face en
général. Par ce mot je dois avertir que j'entends
avec GALIEN, l'espace qui est circonscrit par la
racine des cheveux et le menton.

§. I.

La joie, la tristesse, la crainte, l'espérance se
peignent sur le front. Cette partie, comme une eau
tranquille, est agitée par le moindre souffle. Les
peines et les travaux d'esprit habituels, y tracent
des rides transversales qui peuvent déjà faire soupçonner au médecin, l'état dans lequel ces passions
auront entraîné le bas-ventre. Les dimensions de
cette portion de la face deviennent même un indice
du tempérament des sujets. Un front large et
découvert, comme celui qui est étroit et resserré,
dénotent tous les deux l'empire existant ou pro-
chain de la constitution atrabilieuse : mais dans
le dernier cas, ce sera l'atrabile pure qui domi-
nera, tandis que dans l'autre, elle sera mêlée
de pituite. Les boutons et les éruptions cutanées
qui paraissent sur le front, forment assez ordinairement un indice d'un embarras dans la
veine-porte ; c'est en attaquant la maladie dans
ce siège, que je suis parvenu à dissiper une pareille
affection qui inquiétait depuis long-temps un Citoyen
de cette ville. La peau du front contractée dans la
douleur, est affaissée et pendante dans la tristesse,
et après les évacuations considérables.

§. I I.

Les yeux sont une des parties de la face qui présentent le plus de rapports avec le front. Comme lui, ils s'épanouissent, et se dilatent par la joie ; ils s'affaissent avec la tristesse. Les yeux, dit élégamment POLÉMON, trahissent les secrets du cœur ; ils dévoilent ceux des parties malades. Cet organe était tellement révéré, que Jupiter chez les anciens, était représenté avec trois yeux, comme pour marquer la triple puissance dont il jouissait. Les Romains punissaient de cécité, celui qui avait crevé un œil à un citoyen : et GALIEN dit : *oculus in homine, idem est quod sol in universo.* L'utilité de cette partie devient encore plus intéressante, lorsque l'on considère celle que le séméïologiste en retire, pour la connaissance des maladies. *Ut oculi valent, sic ipsa persona*, (1). L'état de l'œil devient la mesure de la vie, et de son action sur la matière ; son examen arrête long-temps le médecin observateur ; et la couleur, la position de son globe, l'état des paupières et des sourcils l'occupent successivement.

La couleur jaune de la sclérotique, annonce toujours la présence de l'ictère. Quelquefois elle suit des vomissemens bilieux, et s'évanouit alors spontanément. Lorsqu'on voit dessinées sur l'œil des

---

(1) *HIPPOCRATES*, *Lib.* 6. *epid.*

veines livides, dont les ramifications se propagent sur la conjonctive, il existe une affection du foie, et le plus souvent de la veine-porte. C'est ainsi que les moutons attaqués de ces maladies offrent des veines variqueuses et noirâtres, d'après l'inspection desquelles les paysans ne se trompent jamais. La couche blanchâtre qui obscurcit la transparence de la cornée, est produite par l'humeur qui exsude continuellement, et qui, abandonnée par la vie, se fige sur la surface du globe de l'œil : la mort presse alors le malade.

La rougeur des yeux, jointe à un mal de tête, indique l'arrivée prochaine d'une hémorragie nazale (1). Houlier regardait ce signe comme présageant l'état inflammatoire et gangréneux de quelque viscère. J'ai eu occasion de vérifier plusieurs fois l'observation de cet illustre médecin, et je l'ai trouvée constamment vraie. Je me servis de ce moyen, pour deviner la gangrène imminente des parties internes, lors de la fièvre gangréneuse, qui régna dans un hôpital, confié à mes soins, pendant la guerre. Cette rougeur était cependant caractérisée par un brillant humide qui ne s'apperçoit pas, lorsqu'on craint une hémorragie. Si cet éclat se dissipe dans le cours des maladies de poitrine, et qu'un nuage épais cache

_____

(1) *Quibus caput dolet prærubro oculo, hi sanguinem profundunt è naribus.* Hipp.

les

les yeux , la mort , selon BAGLIVI , est placée
derrière. Cet état peut être un symptôme d'embarras gastrique , comme l'a souvent , et bien
vu , le célèbre STOLL , qui a prouvé son assertion , par ses succès dans l'emploi de l'émétique.
Quelquefois cette affection est périodique ou intermittente : c'est ce que mon Collégue , le Professeur FOUQUET , a observé sur lui-même. En général
cette couleur accompagne celle du reste du visage ,
et marque , suivant BAGLIVI , une maladie qui
existe , ou qui est sur le point d'exister. Un teint
trop fleuri est suspect , suivant le même auteur ,
parce qu'il est l'effet d'un embarras dans la circulation sanguine.

Les mouvemens du globe de l'œil doivent être
soigneusement observés ; s'il roule avec vivacité ,
il annonce la phrénésie ou le délire : il est l'indice d'une faiblesse , lorsque le blanc seul en est
apparent. Il faut cependant observer que des vers
dans les intestins , l'habitude ou un état d'ivresse
peuvent produire de pareils symptômes. La stu-
pidité et la fixité de l'œil ne sont pas moins dan-
gereuses ; HIPPOCRATE les observa avant la mort
de la belle vierge de Nérée (1). Le strabisme
annonce quelquefois une crise ; le malade qui
logeait au jardin de Déalcés (2), offrit ce signe

_____

(1) *Lib.* 5. *Epid.*
(2) *Lib.* 3. *Epid. œgr.* 3.

G

avant-coureur de la guérison : souvent il est symptôme d'affection vermineuse. Les larmes involontaires
présagent une hémorragie dans les fièvres aiguës-in-
flammatoires (1) : cet accident est aussi annoncé par
des yeux à demi-fermés , quand la fièvre a le type
continu. Un des signes les plus dangereux qu'offrent
ces organes , c'est lorsqu'ils fuient la lumière
par un clignotement continuel , ou lorsque les
paupières affaissées les cachent entièrement.
PROSPER-ALPIN remarque que c'était là une des
preuves d'infection dans la peste de Padoue.
Mais il faut bien prendre garde, comme il l'observe,
que cet état ne soit pas l'effet de l'ivresse , des
veilles immodérées , et de la lecture pendant la
nuit. La femme de Théodore mourut avec la
vue affaiblie (2). On voit aussi quelquefois autour
des yeux de la saleté , que les anciens appelaient
lemma, et qui suivant les jours auxquels elle paraît,
procure un pronostic malheureux ou avantageux.
La rareté des cils annonce une pituite âcre
et prédominante ; tandis que la disposition bilieuse
les multiplie, les rend plus longs et plus beaux.
Les maladies , comme le caractère du sujet , peuvent être devinées, en partie, par l'examen des
sourcils. Leur plus ou moins grande densité, leur
direction, tout est observé, tout est mis à profit

---

(1) *Lib.* 1. *Epid. sect.* 2.
(2) *Epid.* HIPP.

par le vrai médecin. Les sourcils arqués, déliés et écartés l'un de l'autre, sont le présage d'un caractère doux, et d'un tempérament pituiteux, quelquefois sanguin. Lorsqu'au contraire les yeux sont ombragés par des sourcils épais, et qui viennent se réunir sur la racine du nez, un caractère féroce, emporté, ou une profonde constance à exécuter des idées grandes, montrent au doigt les affections du bas-ventre, et les embarras de la veine-porte. L'épileptique confié à nos soins dans l'Ecole-clinique a fourni une preuve de cette assertion. Si à cette disposition se joignent la pâleur et la maigreur de la face, alors se dessine le portrait de ces hommes atrabilieux, que JULES-CÉSAR redoutait tant. Enfin, c'est dans les yeux que le médecin peut le plus aisément apprendre l'art de la divination ; c'est à leur aide qu'il devient comme le métoposcope, qui, selon PLINE, jugeait par les portraits de PROTOGÈNE, de l'âge qu'avaient vécu, et de celui qu'avaient à vivre, les individus que le peintre avait représentés.

CHAPITRE X.

Du nez, des oreilles, et de la bouche.

§. I.

QUOIQUE le nez soit une des parties de la
face qui nous offre le moins de traits Séméiotiques à recueillir, on y en distingue cependant
assez pour ne pas le passer sous silence ; sa forme,
sa position, sa couleur, la liberté de ses ouvertures doivent être examinées, puisque le médecin
peut en tirer quelques indications pour découvrir
la vérité, et asseoir son jugement.

Le nez effilé, qu'accompagne une teinte bleuâ-
tre des lèvres, et la lividité du visage, annonce
après de grandes inflammations, l'existence bien
établie de la gangrène, suivant ZIMMERMANN : s'il
n'est qu'aigu avec la cloison effacée, c'est alors un
signe d'éléphantiasis. HIPPOCRATE (1) regardait
cet état du nez, comme un présage de la mort
dans les maladies aiguës. Cette assertion est vraie,
lorsqu'elle est confirmée par d'autres symptômes
concomitans. Dans tous les cas, il suit comme
l'a remarqué GALIEN, un épuisement, une con-
somption des forces de tout le corps. Voilà pourquoi il est produit par des excès dans les plai-

---

(1) *Prognost.* 6.

sirs vénériens, des déjections alvines trop considérables, et par tout ce qui peut affaiblir subitement. Le nez contourné à droite ou à gauche est l'effet d'un état convulsif, et cette contorsion est l'avant-coureur de la mort (1) : on sent aisément que l'action contractile doit être prodigieusement exaltée, pour que de petits muscles, comme ceux qui se voient sur les aîles du nez, puissent retirer violemment cette partie. HIPPOCRATE avait aussi observé que la rougeur du nez était le présage d'une évacuation, soit qu'elle fût alvine, soit qu'elle se fît par l'ouverture des vaisseaux sanguins. Lorsque cette rougeur paraît à des jours indicateurs, elle annonce une crise, et plus particulièrement une crise par les selles (2). C'est ce qui est exprimé dans les Coacs de la manière suivante : *Rubores circa nasum, alvi humescentis signa sunt*; à l'aide de ce signe GALIEN prédit à un jeune Romain une hémorragie, qui ne manqua point d'arriver (3).

Lorsque la fin de la vie approche, la chaleur abandonne le nez, comme toutes les autres extrémités. Le froid que l'on y remarque est un signe mortel; il vient à l'aide de ceux qui annoncent une destruction prochaine; alors s'observent ces

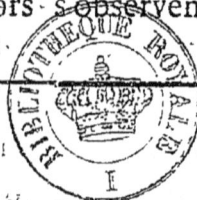

(1) HIPPOCRAT. *Aphorism.*
(2) GALEN. I.
(3) GALEN. *in lib. de præsag. ad P... ...*

mouvemens de dilatation des aîles, qui suivent ceux de la poitrine. Il semble que la nature agrandisse toutes les ouvertures du corps, par lesquelles elle pourra introduire le souffle de vie, cet air, que les poumons se refusent à recevoir. Des ulcères qui se forment dans les conduits obstrués du nez, et une caroncule que l'on y observe, sont des signes assez ordinaires de l'existence de la colique; comme la démangeaison annonce dans les fièvres aigues le délire, souvent des vers dans les intestins, quelquefois une hémorragie critique.

ZIMMERMANN s'était apperçu que la finesse dans l'odorat caractérisait le plus souvent un esprit fin et subtil; il cite, pour exemple, le célèbre DE HALLER. Cette délicatesse des sens accompagne, il est vrai, le génie et sur-tout la pénétration d'esprit. Il paraît cependant qu'elle peut être développée et exaltée par tous les exercices sédentaires, qui nourrissent le moral aux dépens du physique. On voit communément les gens de cabinet, auxquels l'étude et une vie tranquille procurent des affections de l'abdomen, jouir d'une perception extraordinaire par le sens de l'odorat. Je n'ai eu que trop souvent l'occasion de me convaincre de la vérité de ce fait, chez mon respectable Père. Toutes les fois qu'il souffrait des atteintes de colique néphrétique, ou qu'il était tourmenté par les hémorroïdes de la vessie; son odorat devenait d'une finesse surprenante, il pouvait à quelques pas distinguer les alimens que je venais de prendre. On peut donc en connaissant la manière dont s'exécutent les fonctions du nez, parvenir à découvrir la disposition du corps et les maladies du sujet. Lorsqu'on s'est assuré de cette délicatesse dans l'odorat, on peut encore s'en servir avec avantage pour procurer une nourriture au malade, quand il semble qu'aucune espèce d'alimens ne doit lui convenir. HIPPOCRATE s'était apperçu que les boissons nourrissent plus promptement que les alimens solides, mais moins vîte que les odeurs. D'après cela VALLESIUS (1) conseillait, lorsqu'un malade affaibli ne pouvait prendre aucune nourriture, de le restaurer par l'odeur du vin, du pain sortant du four, de la viande de cochon chaude, etc. On conçoit, en effet, que des substances divisées dans le calorique, réduites à l'état de gas, doivent être plus aisément digérées, et assimilées à la substance de notre corps, sur-tout lorsqu'elles sont vivement agréées par l'odorat.

§. II.

En continuant à examiner les différentes parties de la face, nous verrons que les oreilles nous offrent des signes diagnostics et prognostics, qui ne sont point à mépriser. Lorsqu'elles sont con-

____

(1) *Method. med.*

tractées et froides, la mort, suivant HIPPOCRATE
(1), n'est pas éloignée. PROSPER-ALPIN regarde
leur couleur livide et noire, comme une suite de
la diminution de la chaleur naturelle, (qui quelquefois est seulement concentrée.) La douleur que
le sujet y ressent dans les maladies aigues (si la
fièvre est forte et continue), est l'avant-coureur
du délire et de la mort. Il arrive cependant que
cette douleur annonce plus d'une fois, la formation d'un foyer purulent. Elle devient alors critique, comme on le voit par un malade, dont il
est parlé dans les *Epidémies*, qui fut guéri au septième jour, après l'évacuation du pus amassé avec
douleur dans l'oreille. Un tintement dans cette
cavité devient d'un mauvais augure, s'il est continuel (2); mais si ce bourdonnement paraît dans
les jours décréteurs, il peut être critique, et renforcer les autres signes judicatoires. Il annonce
le plus souvent des hémorragies nasales. Quand
l'évacuation sanguine n'a pas lieu, HIPPOCRATE,
et après lui GALIEN ont observé, que le délire était
la suite de cette hémorragie frustrée (3).

La surdité qui arrive dans le principe des maladies est toujours d'un fâcheux présage, comme

---

(1) *Lib. prognostic.*

(2) *Bombus in acutis et sonitus aurium lethalis.* (*Coac. præsag.*)

(3) *In ardentibus superveniens sonus aurium cum hallucina-
tione oculorum, et narium gravitate, ex melancholiâ, mente
aberrant, nisi sanguis effluxerit.* (*Coac. præsag. et prorrethiq.*).

on le voit dans l'histoire de Philiste (1). Mais
si elle paraît à des jours critiques, ou si ayant
cessé sans que la maladie ait fini, elle se renou-
velle, ce signe est alors d'un bon augure. La vierge
d'Abdere devint sourde à deux reprises, sa maladie
se termina heureusement. On ne peut cependant
guères compter sur la surdité, comme indice d'une
crise heureuse, si elle n'est accompagnée d'une
évacuation sanguine, ou d'une excrétion alvine (2).
Lorsque j'étais médecin des Armées, j'ai vu se
terminer ainsi presque toutes les maladies, pendant l'espace de trois mois ; et quoique j'aie mul-
tiplié mes observations, elles m'ont toutes offert
la même terminaison. Des excrétions alvines
accompagnaient l'apparition de la surdité ; et cet
état se continuait long-temps après la parfaite
guérison. Un chirurgien de mon hôpital, conva-
lescent d'une fièvre putride, demeura sourd pendant quatre mois. Ce fait éclairé par la conduite
du sujet, me confirma dans l'idée, que la prolongation de la surdité, était proportionnée aux
excès que les malades avaient commis dans la
jouissance des plaisirs vénériens.

Il n'est pas jusqu'au cérumen des oreilles, dont
l'inspection ne soit importante : HIPPOCRATE

---

(1) *Epid.*

(2) *Quibus in febribus aures obsurduerint, sanguis e naribus
fluens, aut alvus turbata solvit morbum.* (*Coac.*)

avait remarqué, que le goût et l'odeur douce de cette excrétion présageaient une maladie (1). L'amertume, qui est naturelle à cette matière, ayant fait place à une autre saveur, doit annoncer le commencement d'une diathèse pituiteuse, qui est sur le point d'éclater.

Un examen curieux et digne de fixer les regards du médecin observateur, est celui des effets que doit produire la sympathie, qui existe entre les oreilles, et le bas-ventre. Cette sympathie est telle, que lorsqu'un des viscères de cette cavité est malade, les oreilles indiquent assez souvent son affection. La relation ne paraîtra pas tout-à-fait étonnante, lorsqu'on se rappelera que l'oreille reçoit ses veines de la jugulaire auprès de laquelle elle est placée : et que ce vaisseau dépendant particulièrement des gros troncs veineux de l'abdomen, doit établir un commerce entre cette cavité, et une partie qui lui est, pour ainsi dire, contiguë. Cette liaison explique différens faits pathologiques, dont l'intelligence dépend, à ce qu'il me paraît, des idées que je présente. Ainsi, GALIEN (2) recommande d'ouvrir les veines de derrière les oreilles, dans les affections chroniques du foie, et de la rate. HIPPOCRATE parle dans ses *Épi-*

---

(1) *Hominibus aurium dulces quidem morbiferæ, amaræ non.* (*De morb. popul.* §. 5.)

(2) *Lib. nonus.*

dèmies des scarifications de ces même veines , comme un des meilleurs moyens curatifs dans les fluxions , qu'il appelle *Cedma*, et qui se dirigent vers les articulations des extrémités. Son commentateur VALLESIUS rapporte , comme une pratique commune chez les Sarrasins , celle de guérir les sciatiques en cautérisant l'intérieur du pavillon auriculaire.

C'est par l'inspection du lobe de l'oreille que l'on reconnaît les individus qui appartiennent aux familles des *Crétins*. Ces malheureux désignés aussi sous le nom de *Cagots*, habitent le pied des hautes Pyrénées : et lorsqu'un peu plus d'intelligence ou des manières plus humaines , les font échapper aux regards des étrangers , leurs compatriotes les reconnaissent au lobe de l'oreille , qui est à peine sensible : le mépris et l'horreur accompagnent cette race infortunée. Depuis que l'on me présenta cette remarque à faire , pendant mon séjour aux Pyrénées , je me suis apperçu , que presque tous les individus qui étaient affectés d'écrouelles , présentaient cette même petitesse du lobe auriculaire , plus ou moins bien marquée.

§. I I I.

Le dernier de tous les traits de la face que nous allons examiner , et qui en complétera le tableau , sera la bouche. Par sa forme différente , elle peut non-seulement éclairer le médecin sur les passions et le caractère du malade, elle lui en découvre encore les affections prochaines et existantes, par les divers accidens qu'elle subit. Des lèvres grosses et tuméfiées, annoncent une exubérance d'humeurs dépravées. La nature qui cherche un émonctoire, les porte vers la bouche, qui est un des couloirs de la pituite. Les lèvres qui sont, au contraire, trop finement dessinées, sont l'indice d'un esprit fin et rusé, elles dénotent une faiblesse dans les organes pulmonaires. Plus la couleur de la bouche s'éloigne de la naturelle, et s'approche de la teinte noire, plus la mort du malade est certaine, suivant HIPPOCRATE. Mais il faut que ce signe, ne se présente pas isolé, comme le remarque ce divin praticien; autrement on pourrait croire qu'il dépend d'une cause procathartique, et étrangère au danger que l'on soupçonne chez le malade. Le tremblement de la lèvre inférieure annonce, selon BOERHAAVE, des convulsions générales dans les fièvres aiguës; et si l'affection est très-vive, ce symptôme est l'avant-coureur d'un vomissement critique qui aura lieu le troisième jour. Cette assertion est comforme à la doctrine de GALIEN (1), sur les crises. Elle est confirmée par la maladie de Chelion, qui se jugea de cette manière (2). Le peuple

_____

(1) *GALEN. cap.* 1.
(2) 3. *Epid.*

lui-même, sait que beaucoup de maladies, et
sur-tout les fièvres intermittentes., se terminent
ordinairement par de petits ulcères sur les lèvres.
HIPPOCRATE n'avait garde d'ometre ce signe, aussi
dit-il, *febres in quibus labra exulcerantur, fortassis cessant.* Le mot *fortassis* était d'autant
plus nécessaire, que souvent cette ulcération
n'indique qu'une inflammation trop considérable,
comme l'ont remarqué GALIEN, AVICENNE et
son commentateur AVERRHOÉS, en avouant cependant que quelquefois des fièvres tierces trouvaient
une solution confirmée dans de pareilles éruptions.

§. IV.

Voilà tous les traits qui composent la face. Il
faut que le médecin, après les avoir étudiés séparément, les réunisse par la synthèse, et les
examine dans leur ensemble. C'est alors qu'il
décidera du degré d'altération qui existe, et
de la distance à l'état de santé. Cet état ou
apparence qui est d'un bon augure dans le principe des grandes maladies, devient fâcheux,
lorsqu'il se soutient trop long-tems. Il est nécessaire que le malade ait sa figure propre; celle
de l'homme en santé ne lui convient pas; s'il
l'a conservée, c'est une malheureuse aberration
de la nature. D'un autre côté, l'amaigrissement
qui survient tout-à-coup est ordinairement
funeste, quoiqu'il puisse annoncer une crise heu-

reuse, s'il paraît à un jour indicateur, et dans des maladies qui suivent une marche régulière. En général on ne doit jamais bien augurer d'un changement trop subit chez le malade. Lorsque chacun des traits que nous avons étudiés, présente un aspect funeste; quand, par exemple, la peau du front est sèche, que les oreilles froides sont contractées, que le nez effilé a ses cartilages comprimés, que les yeux caves et ternes ne s'ouvrent qu'à demi, que les tempes affaissées et creuses sont ridées, et que la lèvre inférieure est froide et pendante, la mort est prête à saisir sa victime. C'est ce tableau de destruction prochaine, qui a été si bien peint par le Dieu de la médecine, et qui depuis a porté le nom de face hippocratique.

Assez souvent les malades périssent, sans qu'on apperçoive la moindre altération dans leurs traits, sans même que la couleur de leur visage ait changé; le Docteur FOUQUET pense, avec raison, que de pareils sujets meurent dans un état de spasme fixé sur le bas-ventre; le sang est alors forcé de refluer vers la périphérie du corps. A l'appui de cette idée, je puis citer l'histoire dont j'ai été le témoin. Une fille de dix-sept ans mourut dans une violente attaque hystérique; son cadavre conserva pendant plusieurs jours toute la fraîcheur de la beauté; on eût dit qu'elle sommeillait. RUYSCH, et après lui, une infinité d'anatomisles , ont rendu par des injections déliées l'apparence de la vie , et l'incarnat à des portions de cadavre.

D'après ce que j'ai dit, on peut conclure qu'il est important que le médecin ne s'arrête pas à un seul signe , mais qu'après les avoir tous saisis , il puisse suppléer à l'un par l'autre , deviner même ce que la nature semble vouloir lui cacher. La pratique lui apprendra à ne pas juger trop aisément , elle le prémunira aussi contre la surprise qu'excitent des phénomènes extraordinaires : car, nous avons aussi nos miracles en médecine (1).

CHAPITRE XI.

Du cou , de la poitrine , et de la respiration.

EN passant de l'examen de la face à celui du cou et de la poitrine , nous verrons que ces parties présentent une foule de signes essentiels à observer , soit qu'on les tire de leurs proportions, ou des organes qu'elles renferment.

§. I.

Un cou gros et un peu raccourci annonce la

_____

(1) Sicut in reliquâ naturâ , ita in medicina nostra , miraculâ eveniunt. (AVERRHOÉS. 7 coll. cap. 21.)

force ; trop court et trop gras, il doit faire craindre une apoplexie qui manque rarement de terminer les jours du sujet. Lorsque ce support de
la tête est trop allongé et amminci, les organes
pulmonaires faibles et irritables disposent l'individu à la phthisie. L'observation des glandes
du cou n'est pas non plus à négliger ; leur engorgement dénote des affections écrouelleuses, des
goëtres, des métastases critiques, qu'il est important de reconnaître. La saillie que forme le corps
du larynx n'est pas même à mépriser, elle est
plus sensible dans la fièvre lente-pituiteuse, dans
l'hectique ; il semble qu'alors les cartilages par-
ticipans de l'inertie de tout le tissu cellulaire,
prennent un volume plus considérable.

§. I I.

Le cou peut être considéré, comme la continuation de cette grande cavité, où est placé
le feu sacré de la vie ; par conséquent son examen
est lié et renfermé dans celui de la poitrine. C'est
sur l'inspection de cette partie essentielle du tronc,
que le Séméiologiste doit long-tems fixer ses
regards ; il faut qu'il connaisse l'état des parties
contenantes, comme celui des parties contenues.
La gibbosité, une dépression naturelle du ster-
num amènent des changemens marqués dans la
respiration. L'affaissement du corps des vertèbres,
signalé par la situation des apophises épineuses,

entraîne

entraîne une paralysie partielle , ou complète dans
les parties qui sont placées au-dessous. L'inspection
des mamelles chez les femmes découvre des
maladies futures ou existantes. Elle confirme quelquefois les autres signes de la santé (1). Ces
parties se flétrissent aussi après les premiers plaisirs de l'amour ; la vie qui , portée à l'extérieur ,
y animait tous les charmes, se concentre dès
qu'elle est satisfaite ; et si des sucs graisseux viennent remplacer ce souffle vital qui enflait tout
le tissu cellulaire, c'est une rose cueillie , que
l'on conserve dans l'eau , mais à laquelle on ne
peut rendre la rosée de la nature.

§. I I I.

Une des fonctions les plus essentielles à la
vie , doit subir avec elle des altérations propor-
tionnées, et il était impossible que l'on s'occupât
des signes de la santé et de la maladie , sans
parler de la respiration. HIPPOCRATE ne manque jamais d'exposer l'état de cette fonction ,
lorsqu'il raconte l'histoire d'un malade ; son bien-
être marque, suivant l'oracle de Cos (2), celui

_____

(1) *Mulieri uterum gerenti, si mammæ graciles repentè fiant,*
abortit. HIPP.

(2) *Bona respiratio in acutis est bonum signum, est enim signum*
omnes partes respirationi inservientes benè se habere. (HIPP.
prognost. text. 15).

H

de tout le reste du corps : c'est une preuve que l'air est approprié aux besoins de l'animal, et qu'il est digéré avec facilité. En prenant donc la respiration naturelle comme un point donné, on peut, en s'en éloignant, fixer les différens degrés qui constituent la maladie, et s'approchent de la mort. Mais comme ces degrés ne se succèdent point dans une ligne directe et non interrompue, qu'il y a d'ailleurs divers ordres de signes d'un fâcheux augure, il ne sera pas inutile de présenter un tableau de ces différentes espèces de respiration. Cet acte est formé de deux tems ou de deux mouvemens. Dans le premier, l'air est reçu dans la poitrine, c'est l'inspiration ; le second, l'expulse, et c'est l'expiration. Ces deux tems ordinairement égaux dans la santé, peuvent varier par leur durée dans l'état maladif. Ils constituent alors la respiration inégale. C'est celle qu'HIPPOCRATE regardait comme étant d'un mauvais présage, parce que, selon la remarque de BARTHEZ, elle annonce un dérangement dans la vie, puisqu'une fonction prédomine sur une autre. C'est à ce même genre de respiration que l'on doit, suivant le même illustre Chancelier, rapporter le *pneuma tholeron* d'HIPPOCRATE, expression que GALIEN a mal entendu, et qui exprime une respiration hésitante. C'est enfin dans cette division que vient se ranger la respiration luctueuse, ou entre-coupée, qui ressemble à celle des enfans qui pleurent. Elle est ordinairement accompagnée de danger , et précède les convulsions (1).

Cette inégalité , ou ce peu de rapport entre l'expiration et l'inspiration , est sur-tout bien sensible , lorsque la mort approche. Tous les muscles inspirateurs s'efforcent de dilater la poitrine , afin que par une forte & longue inspiration , une plus grande quantité d'air soit présentée aux poumons qui perdent leur faculté digestive. Une grande inspiration , suivie d'une courte expiration , forme ce que l'on nomme soupir. Il est l'indice d'une affection de l'épigastre ; soit qu'une compression mécanique agisse sur cette partie , ou que des passions l'aient resserrée. La tristesse , l'amour malheureux , une indigestion agissent de la même manière sur la respiration. Le soupir est un signe mortel dans les affections très-aiguës (2).

L'exercice de la respiration , quoique régulier , peut cependant être gêné ; il y a égalité , mais non pas liberté dans les tems qui la constituent. Alors elle devient lente , ou accélérée , petite , obscure , ou grande , sublime et profonde , rare , stertoreuse, enfin froide lorsque l'air sort sans avoir éprouvé aucune altération.

---

(1) *In febribus spiritus offendens , malum , convulsionem enim significat.* H*ipp.*

(2) *In acutis passionibus quæ cum febre , luctuosa sunt suspiria , mala.* (*Aphor.* 58)*.*

La respiration lente est l'effet d'un engorgement
dans les vaisseaux sanguins de la tête, et il n'est
pas rare de voir cet engorgement naître d'un embarras dans l'abdomen. L'accélération dans le
jeu des poumons peut être causée par un
si grand nombre d'accidens, que passant la plupart sous silence, je n'en désignerai que quelques-uns. L'intime liaison qui existe entre la peau
et l'organe pulmonaire, établit une relation d'affections entre ces deux parties. Aussi, voit-on
la respiration être accélérée, lorsque la transpiration est diminuée, ou quand la peau est resserrée. Les animaux qui ne transpirent pas, les
chiens par exemple, sont haletans à la plus
légère impression de chaleur, après une fatigue
peu considérable. J'ai observé constamment que
les malades attaqués de fièvre intermittente, res-
piraient plus vîte et plus difficilement dans le
stade du froid ; cette gêne se dissipe à mesure
que la chaleur ramène la détente, et la fin du
paroxisme. Il me paraît aussi que c'est autant
à la constriction spasmodique de la peau, qu'à
l'affection sympathique des poumons, que l'on doit
attribuer la respiration gênée et accélérée des
femmes, dans les accès hystériques. Cette précipitation dans le jeu de cet organe, dépend souvent d'une douleur ou d'une inflammation des
parties situées au-dessus des hypocondres (1).

_____

(1) HIPP. Lib. 1. prognost.

Une adhérence du poumon , ou une cause qui gêne mécaniquement la respiration , l'accélère par là même. Elle est hâtée par les passions , comme la colère , l'espérance , l'attente amoureuse; dans ce dernier cas , il s'y joint une précipitation dans le pouls , et un sentiment de froid qui caractérisent le *febris amatoria* de VOGEL.

Il est assez commun , comme en avait averti HIPPOCRATE , de rencontrer une respiration grande et rare qui annonce le délire. Ce médecin en cite plusieurs exemples dans ses épidémies , tels que celui de Philisque , de Silène , de la femme de Droméade , et du jeune Mélibée. La respiration sublime , c'est-à-dire , celle dont le malade exécute le premier tems , en déployant toutes ses forces , et le marquant par des mouvemens considérables de la poitrine ; celle-là est mortelle , suivant HIPPOCRATE. Voici comment il peint Aristocrate mourant : aux approches de la mort , sa respiration devint élevée , une légère sueur mouillait son front , les extrémités inférieures se refroidirent ; il expira (1). La femme de Lympiade offre le même exemple. Le bruit que le malade fait en expirant et en inspirant , est dû à une inégalité dans le calibre du conduit aërien. Que cette inégalité soit produite par la présence de quelque corps

---

(1) *Ad mortem spiritus sublimis factus est , sudor exiguus circa frontem , infernæ partes frigidæ , mortuus est.*

étranger, comme un mucus trop épais, ou qu'un état spasmodique resserre quelques portions du tube, l'effet en est toujours le même. Cette respiration stertoreuse est assez commune dans les pleurésies. HIPPOCRATE l'observa chez Menon, au seizième jour de sa maladie (1). Si la mort presse le malade, les poumons perdent peu-à-peu leur action, et leur vertu; la respiration devient plus petite, plus rare, elle s'obscurcit. L'air, qui n'est plus décomposé, sortant d'une cavité que la chaleur abandonne, se présente froid et intact. C'est là la respiration des asthmatiques, elle n'en diffère que parce qu'elle n'est ni aussi forte, ni aussi accélérée : quoique ce signe soit regardé comme mortel (1), je l'ai cependant vu exister, pendant l'espace de huit heures, chez la jeune fille du citoyen R..., elle retourna à la vie et à la santé.

Il faut, en observant la respiration du malade, ne pas se laisser tromper par une infinité de causes procathartiques qui la font varier. La position du sujet la rend quelquefois stertoreuse. Elle peut être accélérée par un mouvement de colère, ou une passion violente qui a précédé. La qualité de

---

(1) *Spiritus jam stertorius erat, sudor circa frontem et cervicem, somni comatosi.*

(2) *Qui frigidus ex naso et ore expiratur spiritus, admodum exitialis.* (*Prognost.*)

l'air influe sur son action, et par conséquent sur
le mouvement des poumons ; l'air pur hâte ce
mouvement, la mofette le retarde, le détruit
même. La profession change aussi le mode de
la respiration : ceux qui sonnent de la trompette
finissent par avoir les veines du poumon variqueuses : le jeu de cet organe devient précipité
et pénible, dans une vieillesse toujours prématu-
rée. Mais en avouant qu'un grand nombre d'accidens peuvent modifier la respiration ; dirons-nous
avec ZIMMERMAN, que son influence Séméiotique ne s'étend que sur les inflammations aiguës
inflammatoires de la poitrine, qu'elle est à peine
sensible dans les autres maladies ? malgré la défé-
rence que j'ai pour les opinions de ce célèbre
observateur, je crois que l'on pourrait tirer de
la respiration un grand avantage dans toutes les
maladies, pourvu que l'on en poursuivit l'examen
avec finesse et précaution. On voit, en effet, la
respiration liée à la circulation sanguine, ses mouvemens être à ceux du pouls :: 4 : 1., et quoique DE HALLER ait prouvé que cette proportion
n'est pas toujours constante, elle l'est cependant
assez pour que l'on y fasse attention. En prenant, pour exemple, le paroxisme d'une fièvre
intermittente, nous verrons bien évidemment,
que les différens états de la respiration marquent
l'invasion, l'augment, l'état, et le déclin de l'accès : il en sera de même pour une fièvre plus
longue.

§. I V.

Quóique les hypocondres nous offrent peu de signes, ceux qu'ils nous présentent sont importans à observer, parce qu'ils sont plus pathologiques, si je puis m'exprimer ainsi : car ils ne peuvent guères être produits par d'autres causes que celles qui constituent la maladie. Nous entendrons avec HIPPOCRATE (1), par le mot hypocondres, les côtés de l'espace situé au-dessus de l'ombilic. Ces parties sont molles, égales, et sans douleur dans la santé (2). Lorsqu'elles s'éloigneront de cet état, elles annonceront une affection plus ou moins grave. Les hypocondres peuvent être tendus, élevés, inégaux, durs ou douloureux. HIPPOCRATE avait noté la plupart de ces signes, chez le jeune Philiste, chez Appollonius, Melibée, Hermocrate, etc. Les hypocondres peuvent être soulevés par un viscère engorgé, placé au-dessous. D'autrefois la tumeur qu'ils forment est vide ; c'est ce que GALIEN appelle *tensio vacua, tensio submollis*, état soigneusement remarqué par HIPPOCRATE dans ses épidémies. Des vents, une affection hypocondriaque, ou du sang amassé, et qui s'annonce devoir couler d'une manière critique, sont autant de causes de cette tension vide. Elle est produite aussi par une inflam-

---

(1) *Prorreth.*

(2) *Hypocondria autem optima sunt, si dolore vacant, si mollia et æqualia sunt dextrâ et sinistrâ parte.* (*Prognost.*)

mation du diaphragme (1) qui, lorsqu'elle est portée trop haut, fournit un signe mortel (2). Lorsque cette tension dépend d'un état hystérique, ou hypocondriaque, elle n'est point accompagnée de douleur ; complication funeste, et qui ne cesse de l'être que quand elle est le produit d'une humeur rhumatismale : HIPPOCRATE me semble avoir bien saisi cet accident (3). Le délire, ou un accès de folie, s'annoncent par un battement dans les hypocondres. Mais comme l'observe GALIEN (4), il faut que ces pulsations soient accompagnées d'un mouvement rapide des yeux. L'émaciation et l'affaissement de ces régions, sont les indices certains d'un état de marasme, et de phthisie universelle.

§. V.

Presque tout ce que nous avons dit des hypocondres, peut s'appliquer à l'épigastre, à cette partie que BORDEU a nommé si heureusement un des trépieds de la vie. C'est là que viennent se réfléchir les effets de toutes les passions. La tristesse le contracte, il se dilate par la joie et les sensations agréables : la douleur qui s'y fixe, est dans le principe des fièvres, un signe assez cer-

---

(1) Histoire de SILENE. *Epid.*

(2) *Prognost.* 39.

(3) *Quibus dolor circa hypocondrium fit absque inflammatione, iis febris superveniens morbum solvit.* (*Aphor.* 40),

(4) *Coac. prænot.*

tain de l'embarras de l'estomac, et une indication des remèdes que l'on doit employer.

CHAPITRE XII.

Des lombes, de l'hypogastre, et des urines.

---

§. I.

LORSQUE le Séméiologiste dirige son attention sur les régions lombaires, il doit se faire
rendre compte des sensations que le malade y
éprouve, et examiner les proportions de ces parties ; ce dernier signe est de peu de conséquence,
parce qu'il n'y a guères qu'un dépôt qui puisse
changer la figure de ces régions. Il n'en est pas
de même du sentiment que le sujet y rapporte :
la douleur présage une évacuation sanguine (1).
Cette hémorragie, que la douleur dévance, peut
provenir des vaisseaux hémorroïdaux, ou bien de
ceux de la matrice. Alors il s'y joint une lassitude,
et une tension qui annoncent ordinairement la première apparition, ou la succession des règles (2).

---

(1) *Dolores in lumbis eruptiones sanguinis significant.* (*Coac*
præd. sect. 2. text. 37.)

(2) *GALEN. Lib. 3. de crisibus.*

Le flux hémorroïdal est aussi prédit par une cardialgie, qui se mêle à la douleur des lombes, suivant l'auteur des prorrethiques (1).

§. I I.

La douleur, la tension et l'élévation de l'hypogastre sont les effets d'une trop grande réplétion de la vessie. Souvent la plupart de ces signes existent, quoiqu'il n'y ait point d'urine dans cette cavité; alors ils sont simulés par une affection nerveuse : c'est ce que j'ai observé une fois. L'hypogastre devient constamment douloureux dans une inflammation de la vessie (2); et ce symptôme, accompagné de quelques autres, indique sûrement cette affection.

§. I I I.

Si l'examen extérieur des lombes et de l'hypogastre, fournit une Séméiotique resserrée, celle qui est fondée sur l'inspection de l'urine, et la manière dont elle est secrétée et expulsée au-dehors, est devenue une des plus intéressantes pour le médecin observateur, depuis qu'elle a été dépouillée des mensonges, dont l'avaient enveloppée les charlatans : depuis sur-tout que

(1) *Lib.* 1 *sect.* 130.
(2) *Prosp. Alpin. cap.* 16.

l'art de prédire par les urines, n'est plus une magie médicale. On s'est bien convaincu que les signes fournis par cette excrétion, étaient trop souvent trompeurs, lorsqu'ils sont isolés ; mais qu'ils pouvaient beaucoup éclairer, s'ils sont soutenus et confirmés par d'autres signes concomitans. Ainsi, laissant de côté toutes les puérilités enfantées par l'ignorance et l'intérêt, nous examinerons le rapport qui doit exister, entre l'urine et les autres sécrétions dans l'état de santé ; la quantité, la couleur et l'odeur de ce fluide chez l'homme sain ; les degrés par lesquels il s'éloigne de ces qualités chez l'homme malade. Nous parlerons ensuite du prognostic que l'on peut établir sur la qualité de la matière que déposent les urines.

Le fluide que nous buvons, celui qui est mêlé dans nos alimens, ou que la surface de notre corps pompe dans une atmosphère humide, est expulsé au dehors, plus ou moins vîte, par la voie des sueurs, et principalement par celle du systême uropoëtique. Dans ce dernier cas le liquide prend le nom d'urine, et ses qualités varient à l'infini. Sa quantité dans l'état sain excède un tiers, ou la moitié de celle des solides et des liquides que l'animal a pris. Mais cette règle change avec l'âge, le sexe et les tempéramens des sujets. Les enfans rendent plus d'urine que les jeunes gens ; ceux-ci moins que les hommes mûrs, et ceux-là moins que les vieillards ; les femmes retiennent plus long-tems cette excrétion , et en fournissent davantage. Les tempéramens sanguins procurent plus d'urine que les bilieux , ceux-ci moins que les pituiteux : dans les climats chauds et secs , il s'en forme une plus grande quantité que dans les humides du nord. La sécrétion de ce liquide est plus abondante dans la nuit que dans le jour. Elle est hâtée par l'attention , la peur , supprimée par la tristesse et la colère. En raison inverse de celle des autres humeurs , comme la salive , les sueurs , le flux diarrhoïque , certaines maladies l'augmentent prodigieusement ; par exemple , le stade du froid dans une fièvre intermittente , le diabétés. Cette quantité est quelquefois surprenante , et ne garde aucune proportion avec les alimens que prend le sujet. Un jeune-homme , suivant GALIEN , rendit trois livres d'urine , quoiqu'il n'eût bu ni mangé depuis quelques jours. Une fille de Milan fournit pendant quarante jours , quinze livres d'urine par jour ; le poids de sa boisson et de sa nourriture n'était que de quatre livres (1).

La température de l'urine est à-peu-près toujours la même dans les divers individus , et dans presque toutes les maladies. CHOPART qui a fait des

_____

(1) M. A. SEVERINUS.

expériences très-exactes à ce sujet, avance que
la chaleur est ordinairement de 28 degrés $\frac{1}{2}$ à 30
degrés ; que les tempéramens sanguins et bilieux
présentent un demi-degré de plus que les pituiteux :
que les urines pâles et blanchâtres, sont plus
froides d'un $\frac{1}{4}$, ou d'un $\frac{1}{2}$ degré que celles qui
sont très-citrines , et d'un rouge orangé. Mais
dans quelqu'affection que ce soit, la chaleur ne
dépasse presque jamais 30 degrés. Il est même
assez surprenant que cette chaleur ne se mette
pas en équilibre, avec celle de l'atmosphère que
respire l'individu. C'est ce qu'a prouvé M. TILLET
dans un mémoire, inséré dans ceux de l'Académie des Sciences de Paris , pour l'année 1764.
Il vit une servante de boulanger, qui demeurait
dans un four pendant l'espace de cinq à dix minu-
tes, lorsque le thermomètre y marquait 110 à
113 degrés ; c'est-à-dire, 33 degrés au - dessus
d'une chaleur capable de faire entrer l'eau en
ébullition , et 86 degrés au-dessus de la température ordinaire du corps : cette fille ne ressen-
tait cependant pas la moindre incommodité. Depuis,
le célèbre SIR-JOSEPH BANKS a fait plusieurs expériences dans sa maison , pour constater le même
fait. Ses essais furent partagés par les Docteurs
FORDYCE, BLAGDEN, et mon frère AUGUSTE
BROUSSONET. Ces savans s'apperçurent que la
température de leur corps , qui était de 28 degrés $\frac{8}{9}$
ne monta qu'à 30 degrés $\frac{8}{9}$, lorsqu'ils vivaient

dans une atmosphère, qui avait 86 degrés au-dessus de la chaleur humaine : le pouls seul se trouva un peu accéléré. Ainsi, la quantité et la chaleur des urines, sont des signes trop variables ou trop constans, pour mériter une étude Séméiologique (1).

L'examen de l'odeur et de la couleur de ce fluide est plus satisfaisant, et indique plus certainement les changemens qui arrivent dans le corps malade. Il est nécessaire de connaître la couleur des urines chez l'homme en santé, pour juger des variations qu'y introduit la maladie, variations qu'on ne doit pas confondre avec celles qu'amènent l'âge, le tempérament et le climat, quelquefois aussi les alimens. L'urine naturelle est légèrement citrine, et d'une teinte uniforme : elle est d'un jaune plus foncé chez les hommes, dans les tempéramens bilieux, dans les fièvres intermittentes, et indique la présence de l'ictère. C'est la bile qui cause cette nuance qui devient orangée, lorsque l'état inflammatoire se met de la partie (2). Une dégénération de la bile cause souvent la couleur verte, et quoique WILLIS dit ne l'avoir jamais observée, nous ne pouvons recu-

_____

(1) *Urinæ tenues, multæ, nihil decretorii quicquam boni.* (*GALEN. in lib. 3. epid.*)

(2) BOYLE a vu une forte dose de rhubarbe procurer cette teinte. (*Tract. de remed. specif.*)

ser le témoignage de RHODIUS (1), qui l'a vue dans les urines d'un homme, mort quelque tems après avec un abcès au foie, et tous les viscères abdominaux teints de bile rouillée. OLAUS-BORRICHIUS (2), traita et guérit une femme grosse de six mois qui avait une fièvre tierce, et dont les urines vertes déposaient un sédiment grisâtre. D'un autre côté CHOPART (3) a vu ces urines devancer la mort dans des convulsions causées par la dentition. On doit cependant se tenir sur ses gardes, et ne pas prendre pour un symptôme de maladie, ce qui ne serait que l'effet naturel de quelque substance prise par la bouche ; la racine de Bardane, par exemple. La couleur rouge qu'offrent les urines, est souvent causée par le sang, alors elle marque la lésion récente d'une des parties des voies urinaires (4) ; et si elle est identifiée avec ce liquide, de manière que l'on ne puisse pas l'en séparer ; elle est l'indice d'un état inflammatoire-fébrile, d'un accès de passion vive, ou d'un violent exercice qui a précédé. Les betteraves prises comme aliment procurent cette teinte

---

(1) *Cent.* 3. *obs.* 2.

(2) Actes de Copenhague, an 1679.

(3) Traité des maladies des voies urinaires.

(4) On peut s'assurer que c'est le sang qui teint l'urine, en laissant reposer ce fluide ; il devient clair, après s'être dépouillé de la portion rouge qui gagne le fond du vase sous forme vermiculaire.

aux

aux urines ; d'après l'observation de M. ROUX, ancien Professeur en médecine de Paris. Il en est de même des fruits de l'opuntia (*Cactus opuntia L.*) (1). Quelquefois aussi le vin coloré pris en quantité, est bientôt rendu par les urines, sans qu'il paraisse avoir subi aucune altération, quant à sa couleur. C'est ce que BARTHOLIN éprouva sur lui-même, après avoir bu en excès du vin du Rhin. L'urine rougeâtre avec un sédiment de la même couleur qui paraît au troisième jour de la maladie, indique une crise pour le septième ; mais si ce signe tarde trop à se manifester, on doit s'attendre à des mouvemens critiques plus retardés et plus lents.

On lit dans les *Éphémérides des curieux de la nature* (2), qu'un homme épouvanté de rendre des urines noires vint consulter le Docteur GEORGES SOMMER, qui le rassura, en lui indiquant le roob de sureau qu'il prenait chaque soir, comme la cause de cette couleur. MERCURIALIS (3) a vu qu'un lavement de vin cuit procurait le même effet. Cette couleur noire ne pouvant être attribuée à des substances étrangères, annonce un danger imminent, ou une crise salutaire. HIPPOCRATE observe que cette teinte qui persista chez la

(1) *MATHIOLUS in Dioscorid.* lib. 2, c. 145.
(2) An. 1687. decad. 2.
(3) *Lib. de excrem.* c. 6.

I

femme qui demeurait près de la Fontaine froide
(1), fut le présage de la mort. La femme d'un
boulanger mourut épuisée en rendant des urines
noires (2); elle avoit aussi des sueurs de la même
couleur. Notre célèbre SAUVAGES offre dans sa
Nosologie plusieurs exemples de sujets qui en éva-
cuaient de pareilles. Elles ne sont pas toujours funestes, quelquefois elles annoncent une
crise heureuse. J'ai communiqué dans une des
séances de notre École, l'histoire d'un malade
qui avait reçu une violente contusion à la rate,
et sur le rein gauche; son affection se termina,
au septième jour par une abondante excrétion
d'urine noire. Ce n'est pas la seule observation
que je pourrais citer. VALLESIUS rapporte qu'un
homme qui avait un ictère noir, et une obstruc-
tion à la rate, fut guéri de la même manière.
Quelquefois ce n'est que le produit d'une affection accidentelle, comme par exemple, chez les
calculeux qui ont été agités par une longue marche, ou qui ont resté long-tems dans une voiture;
alors leur urine brune ou noirâtre est l'avant-
coureur d'un pissement de sang (3). Celle qui
est noire et précédée de la verte, fait craindre
une augmentation de mal chez les hypocondria-

---

(1) *Lib.* 3. *epid.*
(2) BORRICHIUS. Act Haffn. an. 1679.
(3) CHOPART. Traité des maladies des voies urinaires.

ques , et est funeste lorsqu'on l'observe dans les
petites-véroles confluentes , la peste et le scorbut
putride.

L'urine déliée et claire , qui annonce la crudité , présage aussi un spasme , ou le retard de
la coction , si cet état se soutient trop long-tems.
Cette limpidité , naturelle chez les femmes , est
beaucoup moins marquée chez les enfans qui
rendent des urines légèrement verdâtres. Elles
peuvent se troubler , et le fluide devenir plus
ou moins épais et blanchâtre. Il tire cette
couleur des matières étrangères qu'il charrie, et
qui remplacent les déjections alvines qu'on atten-
dait dans la nuit (1). D'autres fois ce sont des
abcès qui sont évacués par cette voie (2) , ou
des plaies pénétrantes dans les grandes cavités qui
se terminent ainsi (3). Les urines claires et blan-
ches indiquent la phrénésie , suivant HIPPOCRATE
(4). GALIEN ajoute qu'il n'a jamais vu guérir les
malades qui en rendaient de pareilles. On remarque la même couleur lorsque les enfans sont dans
le travail de la dentition ; chez les femmes sujettes

---

(1) HIPP. de aëre, loc. et aq.

(2) GALEN. de loc. affect. Lib. 6. C. 4.

(3) Voy. SCULTET. armament. ob. 61. FABR. AB AQUAPEN-
DENTE , Oper. P. 1. Lib. 2. C. 2. DIEMERBROECK , Anat.
Lib. 1. C. 17. DULAURENT. Lib. 9. quæst. 12.

(4) Aph. 72.

aux leucorrhées; lorsqu'il existe des ulcères des reins, des catarrhes de la vessie, ou des métastases purulentes sur ce viscère.

Les matières étrangères qui troublent la transparence des urines, sont plus ou moins légères, plus ou moins opaques. Ce sont des flocons lanugineux chez les femmes enceintes; souvent une substance muqueuse qui à peine sensible à la vue, donne à l'urine par le refroidissement la consistance de la gelée (1). Le sédiment qui se dépose varie beaucoup par sa figure et sa nature. Tantôt disposé comme des poils, il a été, ainsi que la matière crétacée, confondu avec cette substance. HIPPOCRATE avait noté cette espèce de dépôt (2) que GALIEN appelle *trichiasis*. TULPIUS (3), HORSTIUS (4) et WIERUS (5), ont dans la suite distingué ce sédiment, qu'ils pensaient être de véritables poils. Des expériences exactes ont prouvé que la matière muqueuse et blanchâtre que dépose l'urine de quelques femmes en couche, n'a aucun rapport avec le lait, comme avaient voulu le faire croire quelques guérisseurs, intéressés à trouver des effets aux remèdes qu'ils

---

(1) CHOPART, malad. des voies urin.
(2) *Aph.* 76. *Lib.* 4.
(3) *Obs. med. Lib.* 2. *C.* 42.
(4) *Epid. med. sect.* 5.
(5) *Lib.* 3. *C.* 15.

employaient. Mais on ne peut méconnaître quelquefois dans ce sédiment l'existence du phosphate calcaire, ou terre des os, que les urines charrient chez les rachitiques. La femme Supiot, et un cordonnier de Londres, dont le squelette est conservé dans le Muséum de WILLIAM-HUNTER, sont une preuve de cette vérité. Si cette substance crétacée prend une forme arrondie, semblable à celle du légume de l'orobe *(Orobus, Lin.)*, c'est alors le sédiment orobacé qu'HIPPOCRATE observa chez la femme de Nicostrate, qui avait une inflammation au foie (1).

Le Médecin doit étudier avec soin les différentes espèces de sédiment : celui qui par sa couleur blanche et sablée, annonce la coction et les crises : l'énéorème furfuracé, signe des fièvres hectiques ; enfin, toutes les variétés dont l'examen serait trop long. Il doit se rappeler que les gens gras et oisifs, comme l'avait remarqué RHASÉS (2), fournissent une plus grande quantité de sédiment, lorsqu'ils sont malades. Il ne doit point oublier que l'odeur passe avec rapidité dans le système uropoëtique, lorsque l'estomac est faible ; et qu'il n'est pas alors jusqu'au bouillon et au pain qui ne la transmettent ; que quelquefois même les métaux sont charriés jusques

---

(1) *Epidem.* 4.
(2) *Contin.* C. 1.

dans la vessie, comme LORRY l'observa chez le célèbre BUFFON, qui prenait des pillules martiales, et dont les urines noircissaient l'infusion de noix de galle.

De ce que nous avons avancé sur les signes Séméiotiques tirés de l'inspection des urines, on peut, il me paraît, sans admettre l'enthousiasme de quelques praticiens, conclure avec GALIEN (1), que les voies uropoétiques sont le plus souvent l'émonctoire des maladies de la surface du foie ; et qu'elles nous offrent des signes assez certains des affections de la rate, et de celles des veines du bas-ventre.

CHAPITRE XIII.

De la digestion, et des excrétions alvines.

LA connaissance de la manière dont s'exécutent les fonctions digestives, est d'autant plus essentielle à acquérir, que ces fonctions dirigent toutes les autres, et que leur lésion est la source d'une infinité de maladies. Les moyens Séméiotiques qu'a le médecin pour s'instruire de l'état des

(1) In lib. 2. prognost.

premières voies , sont la langue , qui indique la santé ou la maladie de l'estomac ; les évacuations alvines, qui par leur consistance , leur couleur , leur quantité et leur odeur , dénotent l'état du système qui les a travaillées.

§. I.

Quoique nous ne pensions pas avec BAGLIVI, que la langue présente constamment des signes qui ne trompent jamais ; nous sommes cependant bien éloignés de les rejeter, parce qu'ils peuvent être douteux dans quelques cas. Ils sont utiles dans une infinité , et cela suffit, pour que nous devions les étudier soigneusement. *Lingua lotium significat,* dit HIPPOCRATE. La portion séreuse et superflue de l'humeur qui prédomine, vient se peindre sur cette partie. Aussi le divin observateur ajoute t-il dans ses Épidémiques , *lingua concolor est humori prædominanti* (1). La matière colorante charriée par la partie la plus subtile du fluide contenu dans l'estomac, monte à travers le tissu cellulaire de la paroi de cet organe , et parvient par une continuation de ce tissu, jusques à la langue qu'elle colore. La direction des mouvemens, qui de l'épigastre tendent vers les parties supérieures, suivant l'ingénieux BORDEU , est ici bien manifeste. Ce n'est que par cette tendance vers la tête, que

(1) Sect. 5.

l'on peut se rendre raison du cours de la bile ou de la pituite, de l'estomac à la bouche.

Dans les maladies causées par un excès, ou une dégénération de la pituite, la langue est blanche, sur-tout dans le principe ; peu-à-peu elle change de couleur ; mais souvent les deux états demeurent marqués chez le même individu, comme Huxham (1) l'a observé dans le principe de l'angine maligne : la pointe de la langue était blanche et humide, tandis que sa base était épaisse, jaunâtre, ou couleur de marron. Quelquefois ces couleurs différentes sont disposées en bandes parallèles suivant la longueur de la langue. C'est ce qu'a aussi vu Huxham, dans la fièvre lente-nerveuse, lorsqu'il dit, qu'un espace blanc et aride, placé dans le milieu, est borné de chaque côté par une bande jaunâtre (2). J'ai fait observer aux Élèves cette disposition chez l'Espagnol, qui était couché au n°. 1 de la salle - clinique ; elle existe d'ailleurs presque toujours dans les fièvres pituitoso-bilieuses. Une surface blanchâtre, parsemée de petits points rouges, est regardée comme l'indice d'une affection vermineuse. Vandenbosch (3) dit, qu'il reconnaissait sûrement l'existence des vers, lorsqu'à cette saleté

(1) Tomus 3. p. 102.
(2) Tomus 2. p. 80.
(3) Cap. 4. sect. 4.

qui recouvrait toute la langue, hors les papilles, il se joignait une dilatation extraordinaire de la pupille plus noire. Je me suis assuré, que l'on retrouve ce signe dans presque toutes les maladies des enfans, et que plusieurs l'offrent dans l'état de santé : je l'ai même observé chez des hommes d'un âge mûr, qui avaient un embonpoint extraordinaire. La blancheur se complique rarement avec la sécheresse; aussi n'annonce-t-elle pas de grands changemens, comme le remarque PROSPER-ALPIN. Mais si cette couleur s'incorpore avec la substance de la langue qui devient comme glacée; c'est toujours un signe de la longueur de la maladie, d'un dérangement chronique qu'éprouve le système digestif.

La couleur jaune succède le plus souvent à la blanche; elle annonce que la fièvre a commencé son travail sur les humeurs : la bile est la première sur laquelle cette action s'exerce. La langue jaune est rarement unie, elle se présente hérissée de villosités ou d'écailles muqueuses. Dans cet état elle perd aisément son humidité naturelle; et sa sécheresse peut devenir excessive, se prolonger même pendant long-tems, s'il survient une affection nerveuse. VANDENBOSCH nous en offre un exemple dans la maladie chronique-vermineuse de cette femme, qui était obligée d'humecter sa bouche, en y tenant continuellement du

sucre (1). Il ne faudrait cependant pas trop compter
sur ce signe , comme annonçant la maladie ; il est
des individus qui ont habituellement la langue
sale , sur-tout le matin ; et BAILLOU (2) remarque
que tous ceux qui dorment l'après - midi , l'ont
mal-propre et d'un goût désagréable. La couleur
jaunâtre est celle , avec laquelle on peut le plus
aisément calculer les progrès de la coction de la
matière morbifique.

Dans les fièvres inflammatoires , la langue est
d'un rouge - ardent : la sécheresse accompagne
le plus souvent cette couleur , et alors on a un
signe manifeste de la crispation, qui, selon LORRY
(3), a contracté les parties internes. La langue
se soutient rarement à ce point , elle passe rapidement à la couleur noire et charboneuse. J'ai
même observé que le passage du rouge au noir
était le plus naturel, de manière , que lorsqu'il existe
de la saleté, la langue semble s'en dépouiller ,
quand elle est sur le point de devenir noirâtre.
Si elle se fendille , et qu'elle se recouvre de pustules , c'est un signe de l'âcreté des humeurs
malades (4). La puanteur jointe aux symptômes
précédens annonce la putridité ; cet état se sou-

---

(1) *Epid. vermin. Cap.* 3. *sect.* 3.

(2) *Tom.* 1. *p.* 86.

(3) *De Morbis cutaneis. p.* 410.

(4) *Loc. cit.*

renant, menace le malade d'une mort prochaine, comme on le voit dans les histoires de Philisque (1) et d'Hermocrate (2). On ne doit pourtant point se fier en entier sur ce signe pour porter un prognostic malheureux : la Vierge de Larisse guérit, quoiqu'elle eût gardé la langue noire et sèche pendant quelque temps. J'ai été dans le cas de me convaincre du peu de valeur de ce signe, lorsque je pratiquais dans les armées ; et je suis parvenu à sauver une infinité de sujets chez lesquels existait ce symptôme alarmant. Une expérience répétée m'avait appris, que cette noire sécheresse était bien moins fâcheuse dans les fièvres d'hôpital, que lorsque la langue étant d'un blanc sale pendant tout le cours de la maladie, il paraissait en même tems d'autres symptômes dangereux. PRINGLE avoit distingué ces deux états, et il dit, que dans les fièvres des camps, la langue devient sèche, dure, noire, gercée ; d'autrefois douce et moite jusques à la fin, avec un mêlange de couleur verte ou jaunâtre (3).

Cette couleur noire, indice d'une affection atrabilieuse, est aussi produite par les maladies des viscères sujets à cette affection. BONNET l'a observée après un accouchement laborieux, les lochies

(1) 1. *Epid. sect.* 3.
(2) *Lib.* 3. *sect.* 1.
(3) Malad. des Arm. t. 2. p. 58.

étant retenues dans la matrice. SCHENKIUS (1) parle de cette couleur qui occupait la moitié de la langue, dans un dérangement des mêmes évacuations ; et SCHACHER (2) avertit du danger qu'annonce la sécheresse et la noirceur de cet organe chez les femmes enceintes. Le péril ne se dissipe que lorsque les bords , comme le dit LORRY (3), deviennent une source pure d'où jaillit de la sérosité limpide ; alors la nature triomphe. HUXHAM (4) a aussi noté ce signe de guérison ; la fin de la fièvre lente-nerveuse s'annonce , selon lui, par une bouche plus humide , et des crachats plus copieux. Quelquefois le noir de la langue n'est point répandu uniformément , mais il est ramassé en pustules ; et quoiqu'on ne puisse pas dire avec RHASÈS (5) qu'elles annoncent, dans les fièvres aiguës , la mort pour le matin du jour suivant, on ne peut disconvenir que ce ne soit un signe probable de destruction. HUXHAM a remarqué que dans les fièvres malignes , de pareilles pustules ne disparaissaient pas , même lorsque la crise était achevée , et la guérison confirmée (6).

Les ulcères et la puanteur de la bouche sont

---

(1) *Pag.* 181. *obs.* 1.
(2) *Collect. thes. pract.* DE HALLER.
(3) *De Morb. cut.* p. 410.
(4) T. 2. p. 80.
(5) *Ad Almansorem Regem. Cap.* 26.
(6) T. 2. p. 96.

chez les femmes, des indices assez certains d'un cancer à la matrice, comme l'observe ROEDERER (1). La sympathie entre la tête et les organes de la génération produit cet effet ; et si elle avait besoin de nouvelles preuves, je pourrais, sans sortir de mon sujet, faire appercevoir le frémissement des dents, qui, selon HIPPOCRATE (2), annonce un squirre à l'utérus ; les convulsions de la langue à la suite d'une trop longue privation des plaisirs de l'amour (3) ; l'aphonie, effet d'une suppression des règles (4) ; enfin, la convulsion de la langue après une pareille cause (5). Mais pour parler plus directement des inductions Séméiotiques prises de l'état de cet organe, je dirai, que le tremblement de cette partie, est un des principaux signes qu'HUXHAM nous présente, pour reconnaître la fièvre lente - nerveuse ; qu'HIPPOCRATE remarque, que la difficulté à former la parole, était un des indices des affections de l'abdomen. *Linguâ hæsitantes, morbos valdè melancholicos patiuntur* (6) ; et quoique GALIEN ait hésité sur l'explication que l'on devait donner de ce passage, BAILLOU l'a

---

(1) *Dissertat. de uteri schirro.* (*Collect. thes.* HALLER.)
(2) *De naturâ muliebr. sect.* 2.
(3) *ZACUTUS LUSITANUS.*
(4) *ARETÆUS A CAPPAD.* FRED. HOFFMANN. *Tom.* 4. WHYT *Morb. nerv.*
(5) *WEPFER, obs.*
(6) *Epid.* 2. *sect.* 3.

interprêté d'une manière bien claire, en y ajoutant l'aphorisme suivant : *Si lingua derepente incontinens fiat, aut pars aliqua elangueat, id melancholicum est* (1). L'Hippocrate français a encore appuyé la validité des signes pris de la langue dans les maladies atrabilieuses, par la première histoire qu'il raconte, et qui est à la tête du troisième tome de ses ouvrages.

§. I I.

L'examen des fonctions secrétoires de l'abdomen n'est pas d'une petite importance pour le praticien; soit qu'il les observe dans l'état de santé pour prévoir les maladies, ou dans l'état malade, pour en connaître les progrès et la terminaison prochaine. Les déjections fréquentes et liquides, doivent faire craindre, suivant LOMMIUS (2) une affection du foie. On regarde communément le flux diarrhoïque, comme une preuve de la faiblesse de l'estomac. BAILLOU s'est élevé contre ce préjugé reçu, et il a démontré que dans beaucoup de cas, c'était plutôt une surcharge d'alimens, qu'un défaut de forces digestives, qui occasionnait les diarrhées. On en trouve aussi la cause dans le rapport intime qui existe entre le tube

(1) *Lib. 7. sect. 5. aph.* 40.
(2) *Opus aur.*

intestinal et la peau ; la constriction, ou la liberté de ces deux parties sont toujours en raison inverse (1). C'est par cette raison que le froid des pieds, en resserrant sympathiquement les tégumens, ouvre le bas - ventre, suivant la remarque de GALIEN ; une figure rouge indique un abdomen constipé. Ce rapport est si bien tranché, que KLEIN (2) le regarde comme la raison d'une démangeaison insupportable à la tête ; démangeaison qui alternait avec la liberté des intestins. Il n'est guères d'affections chroniques, sur-tout de celles du genre atrabilieux, qui ne s'accompagnent de la constipation ; aussi KLEIN, dit-il avec vérité, *alvus pertinax*, *morborum chronicorum mater*. L'aimable CATULLE, plaisantant un homme mélancolique, lui adresse les vers suivans :

> Culus tibi purior salillo est
> Nec toto decies cacas in anno :
> Atque id durius est faba, et lapillis ;
> Quod tu si manibus teras, fricesque,
> Non unquam digitum inquinare possis.

Si dans le cours d'une maladie, l'excrétion alvine se supprime, et que les hypocondres s'élèvent, c'est toujours un mauvais signe. Le praticien ne doit cependant pas se laisser tromper par l'exploration

---

(1) *Cutis laxa*, *alvus stricta*, *et vice versâ*. HIPP.
(2) *Interpres clinic.* p. 6.

de ces régions : souvent des excrémens endurcis dans la partie supérieure et gauche du colon simulent aisément une obtruction à la rate (1).

LOMMIUS (2) remarque que les selles sanguinolentes variées, indiquent différens états maladifs du foie ; elles sont aussi procurées par des vers dans les intestins (3). Les excrémens blanchâtres, muqueux, sont d'un fâcheux augure (4), dit l'auteur des présages de Cos. Cette assertion est un peu contredite, par les observations de VANDENBOSCH et de quelques autres praticiens, qui notent comme critiques, dans une épidémie vermineuse, les selles liquides, lorsque ce signe est accompagné de ceux que l'on tire de la langue. Ces espèces de selles doivent tellement être regardées comme critiques, que STORCK (5) cite plusieurs individus qui sont affectés de diarrhée périodique au retour du printems et de l'automne : ces évacuations sont précédées par des douleurs au *scrobiculum cordis*, et par la perte de l'appétit. Tous ces symptômes disparaissent, lorsque la diarrhée commence.

Le resserrement du bas-ventre, n'est pas le

---

(1) KLEIN.
(2) *Op. aur. lib.* 2. *p.* 182.
(3) VANDENBOSCH. *epid. verm. c.* 4. *sect.* 3.
(4) *Alvi recrementum, glutinosum, sincerum, aut album in vitio est.* (*Coac. prædict.*)
(5) *Præcept. medic. t.* 1. *p.* 114.

seul signe de mélancholie (1); à cet état se joint
l'excrétion de matières noirâtres et poisseuses.
Un malade que je traitais, il y environ huit ans,
d'une fièvre atrabilieuse, m'offrit ce signe si bien
observé par le savant médecin de Paris : ses excrémens noirâtres et gluans s'attachaient au pot dans
lequel il les rendait; et comme une substance
huileuse, ils ne pouvaient se mêler à l'eau.

Pour que les déjections alvines soient critiques,
elles doivent arriver à des jours décréteurs; présenter la consistance, la couleur et l'odeur des
matières que rendent les individus dans l'état de
santé; enfin, le malade doit être soulagé par ces
excrétions. Il est sur-tout important qu'elles mar-
chent avec l'évacuation critique de l'urine. SOLANO
de LUQUES prétend, n'avoir jamais observé une crise
par cette voie, qui ne fût accompagnée de diarrhée. HIPPOCRATE devait avoir remarqué ce rapport entre les urines et les selles, puisqu'il le
désigne si bien dans l'histoire qu'il donne de la
maladie du fils de Potamon (2).

_____

(1) LORRY, de melancholiâ. T. 1. p. 336.
(2) Septimo die alvus non demisit, duobus ante judicationem
diebus non riguit, idcircò neque urina subsistebat.

K

CHAPITRE XIV.

De la peau, et de la sueur.

§. I.

APRÈS avoir parcouru et examiné les parties et les régions du corps, dont nous nous sommes occupés; après s'être assuré de l'état des organes digestifs, par celui de la langue et des excrétions alvines, le médecin dirigera son observation vers la peau; par le tact, et le rapport du malade, il reconnaîtra le degré de chaleur de cette partie, sa disposition, la quantité et la qualité du fluide qu'elle évacue. La chaleur de la peau peut bien ne pas être celle que le sentiment indique au malade : souvent il se plaint du froid, et les tégumens sont brûlans : il est donc essentiel que le médecin compare ce que le malade éprouve réellement, avec ce qu'il devrait éprouver. Ce désaccord entre les sensations et la cause qui les produit ordinairement, est toujours funeste. Il annonce une aberration de la vie, peut-être aussi un changement rapide et répété dans les causes productrices du froid et du chaud. Car, je suis persuadé que souvent le sujet qui offre des tégumens chauds, ne ressent du froid dans cet instant, que parce que la cause qui a produit cette dernière sensation, a agi d'une manière profonde, et qui ne peut se dissiper aisément : une sensation bien établie ne s'évanouit pas. Les Russes et les Lapons, qui sortant de l'étuve vont, sans danger, se jeter au milieu de la glace ; SIR JOSEPH BANKS, qui a passé subitement, et sans inconvénient, d'une chambre échauffée dans une atmosphère très-froide, en sont une preuve.

Pour que le Séméiologiste puisse bien augurer de la chaleur, elle doit être uniforme, douce et modérée ; *optimum verò est si corpus omne æque callidum molleque est* (1). Ce mot *molle* qu'emploie HIPPOCRATE, distingue d'une manière tranchée la chaleur salutaire, de celle qui arrive dans les fièvres hectiques, où elle est toujours sèche et mordante au tact. Le rapport qui existe entre la respiration et la chaleur animale, a trop bien été prouvé par nos chimistes modernes, pour que je mette en doute cette vérité. M. de BUFFON et mon Frère avaient avancé, que la chaleur de l'animal était proportionnée au volume de ses poumons : on pourrait ajouter, et à l'état de ces parties. En effet, les asthmatiques qui ne digèrent point l'air, ont toujours la peau refroidie. Les phthisi-

---

(1) HIPP. *Prognost.* 5.

ques qui en prennent toute la portion vitale
offrent des tégumens brûlans; et le froid vieillard respire précipitamment (1). S'il était nécessaire d'ajouter d'autres exemples, ne voyons-
nous pas les mourans dont la respiration entre-
coupée et rare, est accompagnée du froid mortel
qui se glisse vers le cœur. On peut d'après
la température des tégumens, préjuger de l'état
de la respiration; et sans rappeler ici les rapports Séméiotiques qui existent entre la peau et
l'abdomen, il me suffira d'observer que par l'habitude on acquiert cette finesse du tact, qui souvent mieux que le pouls, fait reconnaître la présence de la fièvre.

La plus ou moins grande densité de la peau,
sa texture particulière, peuvent nous éclairer sur
l'existence de quelques affections. L'état maladif de cet organe indique des dérangemens, qui
rarement se bornent au lieu où on les observe.
Ils tirent le plus souvent leur origine du bas-
ventre. La chaleur humide de l'air qui développe
et entraîne la dégénération de l'atrabile, produit
aussi une foule de maladies cutanées chez les
habitans de la basse-Égypte, parmi les bas-Bre-
tons, les Picards, les Flamands et les Hollandais (2). Appelé, il y a deux ans, dans un Village

(1) FISCHER, de Senio.
(2) LORRY, de Morb. cutan. introd.

des environs, j'y fus consulté par un grand nombre d'habitans, qui se plaignaient tous d'avoir la gale : ils ne firent aucun traitement, et la maladie finit avec l'automne, pendant laquelle elle avait paru. Voilà pourquoi je fis part aux Élèves de mes espérances, lorsque j'observai chez l'épileptique de la clinique cette éruption cutanée, qui se dissipa lorsque la constitution de l'air prit le caractère printanier.

J'ajouterai peu de chose à ce que j'ai dit précédemment sur la couleur variée de la peau. J'observerai seulement que le médecin peut s'en servir, comme d'une règle qui le dirigera dans l'administration de certains médicamens, et la connaissance de leurs effets. En général, les sujets qui ont une peau basanée, sont peu soumis à l'impression des émétiques ; lorsque ces remèdes agissent, ce n'est pas toujours pour l'avantage du malade ; on peut dire le contraire des purgatifs. Il faut bien prendre garde que la couleur extraordinaire que l'on observe, ne soit due à un accident sympathique. DESAULT avait connu une demoiselle, dont tout le corps se couvrait d'une éruption érysipélateuse, toutes les fois qu'elle épluchait des fraises. On a vu la peau changer tout-à-coup de couleur, après un violent accès de passion. L'âge et le sexe la font aussi varier : plus douce, plus souple chez les femmes et les enfans, elle durcit peu-à-peu à mesure que l'homme avance en âge, et finit par être terreuse dans la vieillesse. Ce symptôme qui avertit que la fin de la course approche, est aussi un signe de mort dans les maladies. La peau qui a perdu une grande partie de sa chaleur, ne peut plus volatiliser la rosée de la transpiration, qui s'amasse peu-à-peu, et présente les caractères de l'albumine desséchée.

§. I I.

Une des fonctions essentielles qu'exécute la peau, et qui mérite une attention singulière, c'est celle de donner un passage continuel à une substance fluide, ou en vapeur, que l'on connaît sous le nom de matière de la transpiration. Si la quantité de ce gas est augmentée subitement, ou s'il s'y mêle un fluide étranger, il prend alors le nom de sueur : excrétion qui joue un si grand rôle parmi nos moyens diagnostics et prognostics.

La partie séreuse de nos humeurs travaillée par les vaisseaux lymphatiques, peut-être aussi par le tissu muqueux, s'exhale continuellement par la peau. Le travail intéressant du scrupuleux SANCTORIUS a prouvé combien était important l'acte de la transpiration, et que de maux il entraîne lorsqu'il est gêné ; mais il était difficile de se former une idée des moyens qu'avait la nature pour évacuer une aussi grande quantité de fluide, que celle que fournit quelquefois la transpiration. LEUWENHOECK éclaircit les doutes par ses expé-

riences. Ses yeux de lynx ont compté cinq cents
ouvertures sur un espace de peau recouvert par
un grain de sable ; il en a apperçu cent vingt-
cinq mille, par le moyen du microscope. Quoique BOERHAAVE (1) admette, avec confiance,
cette observation ; il est cependant permis d'en
douter d'une partie, d'après la quatre-vingt-onzième
lettre que LEUWENHOECK lui-même, écrivait à
M. HENSIUS, grand pensionnaire de Hollande.

La peau qui, selon STAHL (2) ne donne ordinairement passage qu'à un gas ou à une vapeur,
peut quelquefois se laisser traverser par le sang,
la bile, ou la lymphe épaissie. De-là la sueur et
les diverses couleurs de cette excrétion. Aussi
H. PISON (3) observe-t-il que la différence essentielle qui existe entre la sueur et les excrétions
naturelles, c'est que celles-ci se font constamment, tandis que la sueur n'arrive que de tems à
autre.

Comme il y a beaucoup de variété dans la
couleur de la sueur, et que cette variété est essentielle à connaître, nous en parlerons pour nous
prémunir contre de faux jugemens, ou en asseoir de
solides. La couleur jaune, qui est assez commune
dans certaines affections bilieuses, peut aussi être

_____

(1) *Prœl. vol. 3. p. 576.*
(2) *Theor. med. vera. p. 337.*
(3) *De regim. magnor. auxil. Diss. 3. p. 214.*

l'effet de la rhubarbe dont le malade a fait un usage prolongé; MENZEL en cite un exemple dans les Éphémérides germaniques (1). BORELLUS (2) a vu des sueurs vertes. FABRICE de HILDAN (3) de safranées; DOLEUS (4) de bleues. OLAUS-BORRICHIUS (5) rapporte l'histoire d'un phthisique qui rendait des sueurs noires. Enfin, SALOMON-ALBERT, et MARCELLUS DONATUS ont été les témoins de sueurs de sang. FABRICE de HILDAN les avait observé dans la peste, les fièvres malignes et d'autres maladies, dans lesquelles il existait dissolution des humeurs. Il paraît assez probable que l'impression profonde et subite que font sur l'ame la crainte, la colère, ou d'autres tristes passions, peuvent procurer de semblables sueurs. FLORENTIN LEUDAN dit, que dans une ville prise d'assaut, une religieuse qui était tombée entre les mains de la soldatesque effrénée, fut si vivement frappée de l'horreur de sa situation, qu'elle mourut subitement, baignée d'une sueur de sang.

Celle qui est claire et inodore dans l'état de

---

(1) Decad. 1 an. 67.

(2) Cent. 2. obs. 50.

(3) Cent. 5.

(4) Ephem. germ. an. 617. Une femme malade à l'Hôtel-Dieu de Paris, transpirait une humeur qui teignait son linge en beau bleu de Prusse : FOURCROY essaya, mais en vain, de recueillir assez de cette excrétion pour en faire l'analyse.

(5) Acta Haff. vol, 1.

santé, peut devenir dans quelques maladies épaisse, visqueuse, et d'une odeur acide. Cette ténacité s'observe sur le visage des mourans. On la voit aussi dans la sueur des hectiques, des phthisiques, etc.; et quoiqu'elle annonce leur destruction prochaine, le malade n°. 4 de la clinique, nous a prouvé combien peu il faut compter sur la solidité de ce signe.

La densité de la sueur peut être augmentée par des substances solides qui s'y mêlent. On trouve dans les ouvrages d'ANT. BENIVENUS, d'HORSTIUS, de KERCHRINGIUS (1), et de BARTHOLIN (2), plusieurs exemples de sujets qui rendaient des sueurs gypseuses : il semble que la nature se débarrassait par cette voie de la matière de la goutte, ou de quelqu'autre maladie avec concrétion terreuse. La sueur partage avec toutes les autres excrétions récentes la chaleur naturelle du corps ; si elle la perd trop tôt, et qu'elle paraisse sortir froide à travers la peau, c'est le plus souvent un signe mortel, pourvu qu'il ne soit pas isolé des autres symptômes dangereux ; car, il annoncerait alors l'existence prochaine de la goutte, d'après SANCTORIUS (3).

Les sueurs peuvent être critiques ; quelquefois

(1) *Spicileg. anat.*
(2) *Hist. anat.*
(3) *Aph.* 376.

leur écoulement, supplée à celui d'une autre humeur, trop souvent il indique un état maladif.
VANHELMONT après avoir déclamé contre toutes
les voies d'évacuation, comme déprédatrices des
forces, finit par n'admettre que les sueurs ;
seul moyen qu'ont l'art et la nature pour finir les
maladies. HIPPOCRATE plus sage, parce qu'il avait
plus vu, se contente de regarder la sueur, comme
une des voies les plus communes, et les plus favo-
rables à leur terminaison, et pouvant suppléer toutes
les autres. Il est vrai qu'il y a des maladies qui aiment
à se juger par les sueurs, tandis que cette solution
ne convient nullement à d'autres. Les affections du
sang et de la pituite, ne sont pas dirigées par la
nature vers la même issue, que celles de la bile
et de l'atrabile ; rarement les sueurs deviennent-
elles critiques dans ces dernières. Voilà pourquoi
BOERHAAVE disait que la sueur était sur-tout
avantageuse dans les fièvres aigues et les inflammatoires. Pour que l'on puisse la regarder comme
critique, elle doit être douce, modérée, et arriver
à un jour décréteur, elle doit sur-tout soulager
le malade. Peut-être faudrait-il qu'elle fût générale ; car, en ne paraissant que sur certaines parties, elle devient signe de maladie. L'âge cependant modifie l'observation que je viens de faire :
les vieillards qui ne suent presque pas, comme
l'observe FISCHER (1), transpirent aisément de la

---

(1) *De Senio. Cap.* 1. *p.* 92.

tête. Une sueur qui paraît aux jours décréteurs, n'est pas pour cela toujours critique ; elle annonce une rechute prochaine, si elle est colliquative (1). On voit un exemple d'une crise complétement terminée par l'organe de la peau ; dans une fièvre éphémère, qui finit par la sueur. Je suis même persuadé qu'il existe une infinité de maladies, que leur courte durée nous empêche d'observer, et que la nature guérit par de pareilles évacuations nocturnes.

La sueur, avons-nous dit avec HIPPOCRATE, remplace avantageusement toutes les autres excrétions, quoique peut-être ce ne soit pas la même matière qui s'évacue ; BOERHAAVE était de ce sentiment, lorsqu'il croit que le même fluide ne fournit pas aux urines et à la sueur (2). Cette idée semblerait confirmée par l'observation d'HIPPOCRATE, qui a vu combien étaient pernicieuses les sueurs qui accompagnaient l'ischurie ; et cela, dit-il, parce que l'urine trop épaisse ne peut être évacuée par la peau. Quoiqu'il en soit de ces opinions, il n'en est pas moins vrai que l'on a observé des sueurs urineuses ; que l'excrétion cutanée est souvent substituée par la nature à d'autres évacuations qui ont été supprimées ; et que le Séméiologiste doit connaître la possibilité

---

(1) HIPP. Coac.
(2) De viribus medicam. Art. de sudorifer.

de ces changemens, afin d'être rassuré, lorsqu'il
les voit arriver. L'urine, suivant HIPPOCRATE et
tous les observateurs, supplée à la sueur; et ces
deux évacuations sont en antagonisme, de manière
que constamment l'une l'emporte sur l'autre. Les
maux qui résultent de la suppression simultanée
de toutes les deux, prouvent encore mieux leur
succédanéité. SANCTORIUS et GORTER (1), ont
présagé la putridité, lorsque les sueurs et les urines
ont diminué de quantité, et que l'été ressemblait
au printems. Si la diarrhée, ou le vomissement
paraissent dans les fièvres contagieuses, la sueur
qui survient dissipe la maladie et ses symptômes (2).
GORTER détaille une succession de différentes
évacuations, qui se remplacèrent jusqu'à la terminaison d'une maladie dont il donne l'histoire.
Une femme se plaignait d'un rhumatisme à un
pied, elle y avait aussi un ulcère qui fournissait
une matière ichoreuse; cet écoulement s'étant
arrêté, des coliques accompagnées d'une excrétion séreuse par l'anus en furent la suite; et ces
symptômes ayant cessé, la même matière fut
évacuée par les sueurs, puis par les larmes, et
enfin par la salive (3). RIEDLIN a vu une éruption
cutanée guérir une surdité. STORCK a fait la même
observation chez une femme. Je parle ici des

---

(1) *De Perspir. insensib.*
(2) SYDENHAM.
(3) *De perspir. ins. Cap.* 15.

éruptions de la peau, quoique je ne dusse traiter que de la sueur : mais il me paraît que ces deux affections du corps sont si rapprochées, qu'on pourrait presque les confondre ; il n'y a de la différence que dans la nature de la matiére évacuée, qui est plus tenue, plus bénigne dans la sueur ; plus âcre, plus visqueuse dans les exanthêmes, les pustules, etc. Aussi dans ce dernier cas, la matière filtrant difficilement à travers la peau, irrite, enflamme, et désorganise les canaux qui lui donnent passage.

Quoique les sueurs partielles soient le plus souvent funestes, elles deviennent une source de santé dans quelques cas, et un moyen pour détourner la contagion dans beaucoup d'autres. On doit alors les considérer comme des émonctoires que la nature se plaît à entretenir ; soit pour évacuer les fluides viciés ; soit pour chasser ceux qui pourraient aisément se laisser infecter. Ainsi, RAYMOND *de Marseille* raconte qu'il fut préservé pendant les deux pestes de cette ville, parce qu'il lui survint une sueur habituelle sous les aisselles ; et que cette évacuation dura jusqu'à ce que la contagion eût cessé. D'ailleurs, le médecin doit se tenir sur ses gardes, et ne pas se laisser décevoir par une sueur qu'aurait produit un exercice immodéré, une passion de l'ame, une chaleur artificielle trop considérable, souvent des alimens pris en excès (1).

_____

(1) HIPPOCRATES.

CHAPITRE XV.

Du poüls.

AVANT que CÉSALPIN et SERVET eussent observé la circulation , et qu'HARVEY en eut usurpé la découverte , les praticiens s'étaient apperçus que le mouvement des artères ou des veines , comme disaient les anciens , éprouvait des changemens marqués suivant les différens états du corps. HIPPPOCRATE dit, que les léthargiques ont le pouls lent.; que dans les angines, avec déjections alvines , la véhémence du pouls présage la mort. Il avait noté la différence de ses mouvemens chez Menon , la femme de Philinus , la femme de Polycrate, le fils de Cydis , et une infinité d'autres malades. ARCHIGÈNES , ACTUARIUS et AETIUS avaient travaillé sur le pouls ; il paraît que leurs observations , après avoir excité GALIEN dans l'étude de ce moyen Séméiotique , lui fournirent les fondemens de son systême. L'art sphygmique peu cultivé , peu étudié , était devenu en médecine comme les crises , dont tous les praticiens parlaient , mais qu'aucun d'eux ne se mettait en peine d'observer , ni même de laisser éclore. L'esprit curieux d'un Espagnol SOLANO de Luques,

le poussa vers la recherche du pouls ; et lorsqu'il fut avancé dans une carrière, dans laquelle
il n'avait point de guide, il s'apperçut qu'il avait
été dévancé. NIHELL alla étudier sous lui. Il revint
en Angleterre publier la doctrine, ou plutôt la
pratique de son maître. Mais, la France se glorifie
d'avoir fourni les savans qui ont le mieux traité
de cette science. Un travail suivi, du génie, un goût
original, et beaucoup de finesse dans le discernement produisirent *les Recherches sur le pouls* ;
ouvrage où BORDEU a recueilli tout ce qu'il y avait
d'intéressant sur la science sphygmique, et a lié
la doctrine du pouls, qui lui appartient en entier, à
l'ensemble de la doctrine médicale, dont il a si bien
traité dans tous ses ouvrages. Ses recherches éveil-
lèrent l'attention de ses confrères ; les médecins
de Montpellier ; et bientôt parurent les écrits de
MICHEL, MENURET et FOUQUET ; ce dernier par
de nouvelles découvertes, et la manière de les
présenter, a lié son nom et sa réputation à celle
de son célèbre ami.

La nouveauté qui est déjà un titre de pros-
cription aux yeux de quelques-uns : le besoin
d'aller observer dans les hôpitaux, à une époque
de la vie où, il semble que le médecin doit tout savoir ; la jalousie de quelques ignorans (médecins
par bénéfice d'âge) ; tout conspira contre l'art sphygmique du moment qu'il reparut. Et comme
il est plus aisé de décrier, que de discuter, on

employa les armes du ridicule : on tourna en dérision des circonstances étrangères à une science, aux progrès de laquelle on voulait s'opposer. Il est vrai que quelques gens intéressés, charmés de trouver une nouvelle branche d'industrie, prêtèrent par leur conduite à des sarcasmes qui ne retombaient jamais sur eux. Mais cette foule de médecins illustres avait-elle intérêt à tromper ? Leur réputation avait-elle besoin pour s'accroître des supercheries journalières? Et ne peut-on pas avoir assez de modestie, pour penser que le commun des hommes n'apprend pas tout-à-coup, ce qui a coûté des années d'étude à des savans ? Car, ne nous y trompons pas ; l'étude et la pratique développent nos sens ; elles créent, pour ainsi dire, de nouveaux objets que nous ne pouvions pas discerner auparavant. Le Paysan foule aux pieds les plantes qui lui semblent toutes les mêmes : le Botaniste y apperçoit des caractères distinctifs qu'il a déjà étudié. Aussi la connaissance du pouls décriée par un grand nombre, étudiée seulement par quelques-uns, est encore de nos jours rangée parmi celles dont l'existence est un problême. Guidés par l'amour impartial de la vérité, étrangers aux illusions de l'esprit de parti, recherchons les preuves de ce qui est solidement établi, et jetons un coup d'œil rapide sur les moyens d'augmenter nos connaissances dans cette partie.

§ I.

§. I.

En posant le doigt sur l'artère d'un animal vivant, on sent un mouvement, ou un choc, qui se répète régulièrement; c'est ce que l'on appelle pouls. Quoiqu'il paraisse d'abord que la recherche de la cause de ces pulsations soit étrangère à notre sujet, on s'appercevra bientôt du contraire, en poursuivant cet examen. GALIEN avait prouvé que le pouls dépendait de la dilatation, et de la contraction de l'artère; mais comme il sentait l'embarras où il se serait trouvé, s'il eût fallu assigner la cause de ces deux mouvemens, il eut recours aux qualités occultes, avec lesquelles les savans de tous les siècles ont répondu aux questions trop indiscrètes; il admit une faculté pulsifique. Ces idées furent suivies jusques dans notre siècle; et à peine BELLINI, HOFFMAN, BOERHAAVE osèrent-ils les altérer. HARVEY assigna le premier le passage du sang dans les artères, comme la cause de leurs mouvemens; et quoique HALLES eût prouvé que la pression latérale du sang dans ses vaisseaux, était presqu'insensible, les lumières étaient toujours les mêmes. STAHL, il est vrai, disait (1) que le pouls était dû au sang, qui avait reçu du cœur un mouvement intestinal, et qui en avait un autre qui lui était propre, et qu'on

_____

(1) De Vena-porta, porta mal. Cap. 1. p. 65.

L

appelait local , progressif. Cette opinion fut embrassée par SENAC, BORDEU , BARTHEZ, et d'autres savans illustres. WEITBRECHT , médecin de St. Pétersbourg , crut que les artères ne battaient pas toutes en même tems , et qu'elles étaient dépla- cées par un mouvement successif. Cette hypo- thèse rectifiée , et confirmée par LAMURE, prouva que quoiqu'on ne pût pas dire avec lui que la locomotion était la seule cause du mouvement artériel , on devait cependant l'admettre comme la plus essentielle , et celle dont l'effet était le mieux marqué.

Dans tous ces systèmes sur le pouls , on s'ap- perçoit qu'on a expliqué plus ou moins bien le mécanisme par lequel il battait , ou que l'on a supposé gratuitement ce que l'on ne pouvait prou- ver. Cependant la découverte de la raison ou de la cause qui procure le mouvement des artères est d'autant plus essentielle à faire , que de cette découverte dépendrait sans doute un système éclairé sur les signes tirés du pouls ; et qu'à son aide on calculerait les modifications de la cause qui le meut. On pouvait, par le moyen des fibres mus- culaires, que l'on avait cru voir dans les artères, rendre raison de leur contraction, ou mouvement de systole ; l'élasticité des parties aponévrotiques venait encore aider cette explication. Mais com- ment concevoir la dilatation d'un tube muscu- leux ? La présence du sang qui écartait les parois de l'artère pouvait produire cet effet; aussi presque tous les physiologistes ne cherchèrent point ailleurs la cause de la dilatation, ou du mouvement de diastole. On s'en serait tenu là, si de nouvelles expériences n'eussent prouvé que le pouls était sensible chez des animaux, dont on avait désempli tout le système sanguin; et que l'artère se dilatait pour recevoir le sang. Il fallut donc revenir aux idées des anciens, et admettre une vie générale qui liait ensemble tous les organes : il fallut, lorsque les explications mécaniques furent inutiles, recourir à ce principe inconnu de la vie, qui est répandu dans toutes les parties des animaux, et dont on calcule les effets, sans en connaître la nature. On se rappela ce passage philosophique d'HIPPOCRATE : *confluxio una , conspiratio una est, omnia omnibus consentiunt, natura communis* (2). Les artères se meuvent, parce qu'elles reçoivent les émanations de la vie qui se trouve si souvent confondue avec le mouvement, comme le pensaient d'anciens philosophes. Les moyens qu'emploie la nature pour l'opérer seraient-ils, comme l'avait cru ERASISTRATE, des esprits, ou de la matière subtilisée, qui va du cœur aux artères ? Cette idée plus rapprochée de notre manière de concevoir la liaison entre

_____

(1) *Lib. de Alim.*

les effets et les causes, satisfait autant l'imagination que les facultés, forces propres, ou les
qualités occultes, si communément employées dans
l'explication des phénomènes. Aussi quoique STAHL
(1) rejette l'esprit vital, ou l'esprit du sang artériel, comme cause du pouls ; je ne vois pas un
grand inconvénient à le supposer, s'il n'existe pas.

Si la vie considérée, comme cause du mouvement, se manifeste essentiellement par la progression, ou la locomotion du sang ; quel service
ne rendrait pas à la science, celui qui montrerait
le moyen que la nature emploie, et qui lie, sans
doute, la vie, cause première, avec la pulsation
des artères, effet secondaire ! Alors, l'analogisme
partant de faits connus, fonderait un système
certain du pouls ; et la doctrine sur ce signe
séméiotique, ne serait plus une collection d'observations liées entr'elles seulement, par les parties
du corps, sur lesquelles on les a faites. L'exposition de nos connaissances sur le pouls, prouvera
encore mieux cette assertion.

§. I I.

Pour bien juger de l'état du pouls, le malade
doit être placé dans une situation commode,
l'avant-bras dans le milieu de la supination et de

---

(1) *Theor. med. vera.* p. 199.

la pronation, le poignet reposant sur un corps solide. Il ne doit point sortir de table, ni être éveillé depuis peu ; des exercices violens, des passions de l'ame qui auraient précédé, laisseraient des impressions capables de changer l'état des pulsations. Le médecin de son côté attendra que le trouble que peut occasionner sa présence soit dissipé ; il doit être attentif à avoir la main chaude, afin de ne pas exciter une sensation qui ferait varier le pouls ; enfin, il l'explorera sur les deux côtés, avec les quatre doigts serrés l'un contre l'autre, pressant doucement et uniformément sur l'artère radiale, qu'il faut aller chercher plus ou moins profondément.

Le pouls exploré de cette manière présente des pulsations plus ou moins fortes, plus ou moins égales, et qui sont séparées par un intervalle qui varie beaucoup. Ces observations dûrent être celles que firent les premiers praticiens ; aussi le pouls fort, faible, égal, intermittent et inégal, furent les premiers connus : mais à mesure qu'on l'étudia davantage, on y apperçut des caractères différens qui avaient d'abord échappé ; il fut aussi nécessaire de prendre un type ou pouls naturel, pour le comparer à ceux qui marquaient l'état de maladie. Ce pouls naturel qu'on a décrit, mais qu'on n'a peut-être jamais rencontré, est selon le Docteur FOUQUET, le pouls organique légérement modifié. Car si, comme le dit ACTUARIUS, les sensations qu'éprouvent les différens organes, viennent se répéter sur le pouls ; l'ensemble de ces sensations dans l'état de santé doit former un pouls vraiment organique, celui de la santé. BORDEU établit deux grandes divisions, dont la première comprend le pouls développé ou critique ; l'autre celui d'irritation ou non critique. La première espèce ne se rencontre que lorsque la crise est possible et prochaine.

Les maladies attaquent les parties placées au-dessus ou au-dessous du diaphragme ; c'est cette sous-division tracée par HIPPOCRATE, et dont BORDEU s'est servi pour former le pouls inférieur et le supérieur : division qui correspond parfaitement, à ce qu'il me paraît, à celle qu'avait établi AETIUS, en pouls interne et externe. Le premier, ou l'inférieur, se distingue par une inégalité bien marquée dans la plénitude, la force et l'intervalle des pulsations ; le pouls supérieur ou externe a une réduplication précipitée dans ses pulsations ; ce qui ne paraît être, suivant MENURET, que le fond d'une seule pulsation divisée en deux temss. C'est là le pouls rebondissant, redoublé, le dicrote de GALIEN, celui qu'ARCHIGENES appelait *bis feriens*. En parcourant les différentes parties placées dans les régions supérieures, ou inférieures ; BORDEU a établi le pouls qui annonce les crises par le nez, la poitrine, l'expectoration, ou l'estomac ; de là le pouls stomacal, nasal, guttural, etc. Il en est aussi qui appartiennent au travail et aux évacuations par les intestins, l'uterus, etc. : différences du pouls qui s'indiquent mieux qu'elles ne se décrivent. Des observations réitérées, une finesse peu commune dans l'exploration ont découvert au Professeur FOUQUET, les moyens de reconnaître le siège d'un grand nombre d'affections par le seul examen du pouls; par là son ouvrage est devenu un appendice nécessaire à celui des *Recherches*. Ceux qui ont nié la possibilité des prédictions nombreuses de ce praticien, avaient sans doute oublié que ce fut par le moyen du pouls qu'HIPPOCRATE (1) reconnut, et assura l'existence d'une affection à la rate chez Lycie, qui avait été guérie par une potion de *veratrum*. Ils ignoraient que BAGLIVI avait noté la différence qu'avaient apporté des calculs des reins, dans le pouls du même côté.

Il est des espèces de pouls si aisées à reconnaître, et, dont la connaissance est en même tems si utile, que je ne dois point les passer sous silence : tel est *l'undosus* de GALIEN, que SOLANO a aussi appelé *inciduus*, et qui annonce les sueurs. Dans cette espèce, la première pulsation élevée, est suivie d'une seconde qui l'est

---

(1) *Lib.* 3. *Epid.* §. 2.

davantage, ainsi de suite jusqu'à quatre, ordinairement; lorsque ce pouls est affaibli, c'est le *vermiculaire* qui présage la mort. Elle est aussi prédite par le *miurus* ou *decurtatus*, dont la pulsation décroît, en s'approchant de l'extrémité digitale; de manière que le petit doigt sent le choc le plus fort, et l'index le plus faible. Un sentiment de petits globules arrondis, à la file les uns des autres, et qui semblent aller se briser contre l'apophyse styloïde forme le caractère du pouls des hémorragies, suivant FOUQUET. GALIEN avait observé une inégalité du pouls à l'approche des déjections bilieuses; sa petitesse avait frappé AVICENNE; et SOLANO avait donné trop généralement cette intermittence comme un signe assuré de diarrhée critique. BORDEU a déterminé le véritable type de cette espèce de pouls, en le décrivant de la manière suivante : » assez » développé, avec des pulsations comme arron- » dies, et sur-tout inégales, tant dans leur force, » que dans leurs intervalles, souvent intermittent, » et d'un désordre qui le rend reconnaissable ».

§. I I I.

Quelques considérations générales sur les variations du pouls termineront ce que j'ai à dire de ce signe.

Une augmentation de chaleur sensible au thermomètre n'accélère pas le mouvement des artères;

c'est ce qu'a prouvé DESAMONTONS dans les Mémoires de l'Académie des Sciences de Paris (1). PUJATI rapporte les mêmes expériences (2). Si la chaleur externe ne peut introduire des variations dans le pouls ; il n'en est pas de même des passions de l'ame. STAHL (3) a observé combien le moral influe sur ces changemens, et jusqu'à quel point on doit peser ce qu'il appelle *l'acribeia ingenii* des malades. Une femme, dit-il, qui est sujette aux palpitations de cœur, les a, toutes les fois qu'elle y songe. Souvent une saignée suffit pour relever un pouls affaissé, comme l'a vu STOLL dans la pleurésie rheumatico-inflammatoire (4). Aussi le nombre des pulsations que donne l'artère dans une minute, est-il varié à l'infini. Dans l'état sain, elles vont de 60 à 90, même à 150. BRYAN ROBINSON, et JOHN FLOYER n'en ont pu observer plus de 120 chez les mourans, et dans certaines affections. Ce nombre peut, suivant WENDT (5), aller jusqu'à 243, et suivant M. MARQUET, jusqu'à 300. D'après ces irrégularités, on peut juger des idées d'HEROPHILLE, qui essaya de comparer le rhytme du pouls,

---

(1) Ann. 1707.
(2) *De Morbo narroniano. p.* 126.
(3) *Theor. medi. vera. p.* 299.
(4) *Rat. med. pars 3. p.* 48.
(5) *Collect. Thes. BALDINGER. T.* 5.

avec celui de la musique ; idées suivies par AVICENNE et FERNEL, ressuscitées de nos jours par MARQUET médecin de Nancy (1).

Que conclure de ce que nous avons dit sur le pouls ? c'est que son étude infiniment délicate, demande une longue pratique pour être complétée ; que le médecin ne doit jamais croire sur parole, avant d'avoir expérimenté ; sans quoi il tâtera le pouls à ses malades, et dira avec CELSE : *venis enim credimus, fallacissimæ rei* (2).

CHAPITRE XVI.

De la Coction.

L'EMPIRE vivifiant du soleil pendant son exaltation, mis en opposition avec la mort et la tristesse que répand sur la nature son éloignement, dût frapper les premiers peuples. Une vérité astronomique devint bientôt une source de fables et d'idées métaphysiques, qui étaient l'expression d'un fait que l'on oublia. De là la lutte continuelle entre la lumière, et les ténébres ;

(1) Essai sur la musique du pouls.
(2) *De Medicinâ*, p. 129.

le bien, et le mal; l'esprit de bonté, et celui de malice. Tout ce qui arriva de bien, fut attribué aux soins d'un être prévoyant et bon, qui avait pour antagoniste, celui qui produisait les maux et les malheurs (1). La médecine ne pouvait manquer d'adopter de pareilles idées, qui étaient celles de tous les anciens philosophes. On ne vit dans la maladie qu'un être mal-faisant, aux prises avec la nature médicatrice : les armes de celle-ci sont la fièvre ; le champ de bataille est le corps du malade. Sans nous embarrasser dans les disputes qui n'éclairent jamais la science ; supposons avec tous les médecins, un principe, un être, conservateur de la santé dans les animaux, qui cherche à la réparer lorsqu'elle a été perdue. Nous avons un problême à résoudre, une équation à former ; mettons en avant des nombres imaginaires (2) pour parvenir à notre but, qui est la réalité.

HIPPOCRATE, selon PROSPER-MARTIAN (3), distingue le cours d'une maladie en trois tems ; le *principium* pendant lequel elle paraît, et s'accroît successivement ; le *status* où elle semble

_____

(1) DUPUY, de l'origine des cultes, Tom. 3.

(2) J'ai éprouvé quelques mouvemens d'amour - propre, lorsque j'ai retrouvé dans le superbe Ouvrage de BARTHEZ (*Nouvelle Mécanique des mouvem.*) cette idée que j'avais développée publiquement.

(3) *Lib. de Aph.*

fixée, et n'avance plus ; le *declinatio* qui est la progression en décroissant vers la terminaison. On ajouta ensuite un quatrième tems placé entre le principe et l'état ; ce fut *l'augmentum*. CELSE et GALIEN (1) admirent cette division ; elle a subsisté jusques à BORDEU qui, ayant renouvelé celle d'HIPPOCRATE, a distingué dans une maladie trois espèces de fièvres ; celle d'irritation, de coction et d'évacuation (2). Ces fièvres se succèdent l'une à l'autre, et partagent la maladie en trois tems, assez prolongés quelquefois pour être distingués ; d'autres fois si rapprochés, qu'il est aisé de les confondre.

La coction, dont je veux parler, est donc cet acte qu'exécute la nature dans l'intervalle qui sépare l'irritation de l'évacuation. Cet effort ou ce travail s'applique sur la matière de la maladie ; ses premiers mouvemens impétueux produisent la fièvre d'irritation ; mais lorsqu'elle s'est soumise la matière sur laquelle elle doit terminer ses opérations, alors elle paraît n'avancer ni ne reculer ; c'est là le tems de la coction. Qu'il n'y ait point de terminaison de maladie, sans avoir été précédée de cet acte, c'est un principe généralement admis, et que n'ont pas altéré quelques observations particulières ; si on n'a pu

---

(1) *De Crisibus. Lib.* 1.

(2) Malad. chroniques, p. 94.

la reconnaître évidemment, il était plus conséquent de supposer qu'elle avait existé, mais que
ses effets avaient échappé à notre observation ;
c'est ce que l'on a fait.

Qu'entend-on par le mot coction ? Quels en
sont les signes ? L'art peut-il les simuler ? La
réponse à ces différentes questions, nous fournira des connaissances utiles à développer, et
des préceptes pratiques importans à établir.

Quelques idées qu'ayent eu les anciens sur
la coction, ils se sont tous réunis à admettre
dans les animaux malades des mouvemens extraordinaires, et variés soit dans leur direction, soit
dans l'endroit où ils s'établissent : la matière qui
est expulsée hors du corps, quand le tumulte
est appaisé, est regardée comme le fruit du travail
victorieux de la nature. Lorsque les idées mécaniques prévalaient, on crut ne pouvoir pas mieux
se représenter la coction, que par l'action des
parties solides du corps sur la matière morbifique. Ainsi, DURET disait, d'après GALIEN (1) :
*pepasmi causa effetrix, est partium solidarum
vitale principium, et vivifica vis quæ manat à
corde* (2). GALIEN s'était expliqué encore plus
clairement, en disant : *concoctio humorum fit à
solidis corporibus sanis, et est opus naturæ.*

---

(1) *Comment.* 2. *in Lib.* 1. *Epid.*
(2) *DURETUS in Coac.* 10. *Cap.* 15.

Que la coction se fasse, par une action de la nature, c'est-à-dire, d'un principe dont nous ne pouvons nous former aucune idée ; voilà une assertion qui est vraie : mais il n'est pas aussi prouvé que les solides soient les instrumens pour parfaire ce travail. On ne peut pas non plus raisonnablement admettre l'idée d'HIPPOCRATE, qui croyait que la coction était un mélange de plusieurs parties ; qui se temperaient mutuellement (1). Il faut nécessairement supposer un acte inconnu qui donne des résultats que nous connaissons, et qu'il nous est permis de calculer. On peut seulement assurer d'après les effets, que la cause qui les produit, agit en altérant, en mûrissant, ou cuisant les humeurs qui doivent être rejetées ; de là ces différentes dénominations de *pepasmos*, qui signifie maturation ; de *mitificatio* que DURET (2.) emploie pour exprimer la même chose ; enfin, de *contemperatio*, dont se servait BAILLOU. ARISTOTE s'était apperçu de cette altération de la matière qui avait subi le travail de la coction, lorsqu'il dit : *coctio omnia incrassat*. Cet épaississement de la matière cuite ne doit pas être confondu avec son volume, qui peut être diminué. Il consiste principalement dans l'homogénéité des parties ; il consiste encore dans l'altération des

---

(1) *De Prisc. medicin.*
(2) *In Coac. p. 9.*

parties âcres et irritantes que présentait la matière morbifique, lorsqu'elle était à l'état de crudité. Que l'on suive la marche de la coction dans un phlegmon qui se termine par suppuration ; on verra que le travail se dirige sur-tout sur la lymphe, ou pituite ; que celle-ci soit à nud, ou unie au sang et à la bile. C'est dans la dégénération de cette humeur élémentaire que réside le plus souvent, la cause des maladies avec matière ; c'est aussi ce fluide qui est élaboré et ramené à l'état innocent de la santé ; les portions réfractaires sont éliminées du corps de l'animal, dès qu'il cesse d'être malade.

Tant que la matière reste dans l'état de crudité, et qu'elle n'est pas encore subjuguée par la coction, elle est un corps étranger, dont la présence est souvent nuisible : dans ce tems les efforts déplacés que ferait la nature pour l'évacuer, deviendraient dangereux pour le malade. L'histoire immense des métastases en est une preuve. C'est alors que le médecin doit respecter cette matière, et ne pas essayer de la mouvoir d'aucune manière. *Cocta, non cruda, sunt medicanda,* (1). SYDENHAM répète souvent cet excellent précepte du Prince de la médecine, et il en prouve la vérité, par les succès malheureux de ces médecins, qui violent à tous momens la nature. Cet

---

(1) *Aphorism.* HIPP.

de l'abdomen, et très-difficilement dans celles de la tête. On peut également établir la série suivante des systèmes, sur lesquels l'action de la nature s'exerce d'une manière moins sensible : le système sanguin, bilieux, pituiteux, nerveux. Il semble que plus la matière est simple, comme doit être celle des nerfs, moins elle peut être mue et altérée par la maladie ; l'humeur, au contraire, la plus riche et la plus composée, qui est le sang, a des affections plus soumises au pouvoir de la nature. On dit, il est vrai, qu'il n'y a point de coction dans les maladies nerveuses ; parce qu'on supposait, sans doute, que la nature aurait fait une exception à une règle commune, à cause que nos sens trop grossiers ne pourraient pas appercevoir la manière dont elle agit. J'en dirai autant des fièvres gastriques, dans lesquelles on a avancé qu'il n'existait point de coction ; je l'ai cependant faite remarquer plus d'une fois pendant le trimestre que j'ai passé à la clinique.

On sent combien il serait important pour le praticien d'avoir des signes qui lui indiquassent la présence de la coction. Ils ne pourraient guères être regardés comme certains, d'après BORDEU, qui a mis leur infaillibilité en question ; mais ils seraient suffisans pour empêcher le médecin de commettre des fautes grossières, du moins pour le retenir dans le doute. L'époque de la maladie, et la connaissance de sa durée

peuvent déjà indiquer le moment de la coction.
C'est aussi alors que l'on observe une exacerbation, comme l'avait très-bien remarqué HOULIER
(1); quoiqu'il confondît l'idée de la crise avec
celle de la coction. La langue, les urines, les
déjections, l'état de la peau et de la physionomie
du malade, forment autant de signes. Il n'en est
cependant aucun de mieux marqué que le pouls,
à l'aide duquel, graces aux travaux de BORDEU
et de FOUQUET, on peut non-seulement reconnaître la coction, mais encore l'organe où elle
se fait.

Pour que la coction puisse avoir lieu, il faut,
1°. un certain espace de temps; celle qui se
forme trop promptement amène ordinairement une
rechute. 2°. Les forces du malade doivent être
suffisantes; sans quoi l'époque de l'expulsion étant
arrivée avant que la matière soit prête, elle
se porte sur les organes, ou les parties les plus
faibles, et y procure des abcès de mauvais caractère, des gangrènes fâcheuses, etc. 3°. Il faut que
la matière morbifique puisse être soumise à l'action de la nature; sans cette condition, celle-ci
travaillera en vain, et finira par être subjuguée
de guerre lasse. C'est ce qui arrive lorsqu'elle

_____

(1) En parlant de la pleurésie, il dit : » *crisis tempore*
» *vehementer pleuritis exacerbatur, symptomata omnia in-*
» *crescunt* ».

CHAPITRE XVII.

Des crises, et des jours critiques.

LA matière, cause de la maladie, soumise au travail de la nature, et altérée par la coction, tend à sortir du corps. Le mouvement qu'occasionne la direction qu'elle cherche à prendre, se nomme *Turgescence.* Les parties destinées à donner passage à la matière se dilatent pour la recevoir, et annoncent son arrivée. C'est cet état qu'il est si important au médecin d'observer, afin de ne pas risquer d'enfreindre la règle sacrée établie par HIPPOCRATE; *quo vergit natura, eo ducendum est.*

§. I.

Le changement que procure le déplacement de l'humeur morbifique, s'appelle *Crise.* Je n'entrerai pas dans les discussions établies par les anciens sur la signification de ce mot : il paraît qu'HIPPOCRATE s'en est servi, tantôt pour exprimer toutes sortes d'excrétions, même l'accouchement; tantôt, un changement dans une maladie. GALIEN a donné une meilleure idée du mot *Crise,* en disant qu'il signifiait un changement en bien , ou en mal ; nous ajouterons , à la suite d'une coction évidente , ou qu'il est possible de supposer. Par cette explication , nous éviterons un grand nombre de difficultés qui ne portent le plus souvent , que sur la manière dont chacun conçoit l'objet sur lequel on dispute.

La matière cuite et devenue critique, tend , avons-nous dit , à sortir du corps. Cette excrétion sera plus ou moins facile d'après les forces du malade , la nature de l'affection , sa durée , le tems de l'année , la constitution du sujet et une infinité d'autres circonstances, qui peuvent se combiner différemment. Cette évacuation sera même impossible dans quelques cas. De-là la division en crises parfaites , et crises imparfaites : celles-ci admettent plusieurs degrés.

§ I I.

La crise parfaite est celle par laquelle le malade est entièrement délivré de son affection , qui disparaît avec ses symptômes. Quelquefois rendu à la santé , il périt bientôt après ; c'est ce qui arrive chez des sujets d'une constitution délicate , dont une maladie a épuisé la plus grande partie des forces. Ce qui reste suffit pour terminer la crise , mais non pas pour conserver la vie : c'est un vainqueur qui est enseveli dans son triomphe. J'ai été plusieurs fois le témoin de ces victoires de la nature, qui devenaient inutiles pour le malade. La définition de GALIEN pourrait être interprétée de cette manière ; et quoiqu'il ne soit pas vrai comme il le dit, que la mort est une crise ; elle suit de si près la terminaison de la maladie, qu'il est bien permis au vulgaire de les confondre. Mais il ne s'ensuit pas de là, que l'on puisse admettre des crises mortelles ou funestes, selon la juste remarque de BAILLOU.

La crise parfaite est accompagnée de l'excrétion d'une matière, que l'on peut supposer avoir été celle de la maladie ; elle est éliminée par les selles, les urines, les sueurs, les hémorragies, ou des éruptions sur la peau. HIPPOCRATE (1), et après lui GALIEN, SYDENHAM (2), STOLL (3), LOMMIUS (4), et une foule d'illustres praticiens, ont observé que quelquefois la maladie se termine insensiblement, et que le sujet revient à la santé sans évacuation sensible. Les anciens appelaient cette terminaison *lysis* ou *solutio*. Peut-on affirmer qu'il n'y a point eu alors d'excrétion, parce qu'on ne l'a pas apperçue ? ne peut-on pas supposer qu'elle s'est faite par la transpiration insensible ? Cette

(1) *Lib.* 1. *Epid.*
(2) *Sect.* 5. *Cap.* 2.
(3) *Rat. med. T.* 1. p. 114.
(4) *Opus aureum.*

seconde question est d'autant plus naturelle,
qu'un grand nombre de maladies se terminent
en entier par cette voie (1). Et qu'on ne croie
pas qu'elle est insuffisante, puisque GORTER
(2) a remarqué qu'on pouvait, après la diges-
tion, perdre jusqu'à quatre onces de liquide
par la transpiration. Si, lorsqu'elle est abondante, elle parvient quelquefois à charier la
matière morbifique, le plus souvent elle est
vaine, ou n'indique que les autres signes critiques :
elle ne le devient presque jamais dans les fièvres
intermittentes, comme l'ont observé MORTON,
SYDENHAM et RESTAURAND. Les urines et les
selles sont les voies les plus sûres et les plus
ordinaires des crises parfaites.

Tous les médecins se plaignent qu'elles sont
devenues plus rares depuis HIPPOCRATE ; les uns
assignent ce changement aux climats plus froids
dans lesquels ils pratiquent (ZIMMERMANN). Il est
vrai que la chaleur et la lumière font éclore
et mûrissent les maladies comme les fruits. La
dégénération de l'espèce humaine, cette raison
rebattue depuis qu'il existe des hommes, est aussi
mise en usage. Mais peu de médecins ont le
courage d'avouer, ou le talent d'appercevoir que
c'est à nous qu'il faut attribuer tant de crises

(1) SANCTORIUS. GORTER.
(2) De perspirat. ins.

imparfaites. La nature n'a-t-elle pas eu à essuyer une infinité d'assauts depuis l'invention des premiers systèmes qui ont toujours influé par malheur, sur la manière de traiter les malades ? Et si quelques hommes hippocratiques , sectateurs de la vraie médecine ont brillé çà et là dans cette suite de siècles , leurs leçons n'ont-elles pas été perdues ? On n'a fait attention qu'à des écarts, auxquels les forçaient les préjugés de leurs contemporains , et un reste de cette faiblesse humaine qui ne sait point lutter contre l'exemple. Que de maladies troublées dans leur marche par cette médecine herculesque , comme l'appelle NIHELL ! Que de crises enlevées ou tronquées par cette foule de médecins que STAHL classe satyriquement sous les dénominations d'*Œrarii-ferrei Asinarii , Jesuitici , Lanii , Stercorarii* , etc. (1) ? suivant que le fer, le lait d'ânesse , le kina , les eaux minérales , les purgatifs devenaient leur marotte. Les hommes n'ont pas changé , c'est la médecine ; qu'elle soit moins active , et la nature le deviendra. Alors , comme du tems d'HIPPOCRATE , on observera des crises parfaites : comme lui , on rencontrera aussi des maladies qui ne se termineront pas en entier ; soit par la faiblesse constitutionelle , ou accidentelle du malade ; soit par

---

(1) *Ars Sanandi per expect.* p. 6.

dès circonstances étrangères : et ce sera là un nouveau sujet d'étude, qui fournira de nouvelles connaissances.

§. I I I.

Les crises imparfaites sont celles qui ne terminent pas en entier la maladie. Nous rangerons donc parmi celles-là ces mouvemens critiques répétés, et qui alternent avec des coctions brisées: celles qu'HOULIER désigne d'après GALIEN, sous le nom de *criseis* (1). Je ne crois cependant pas avec SCHROEDER (2), qu'on puisse placer à côté, ces coctions dont parle KLOEKHOF (3), et qui sont suivies de l'évacuation de la matière critique, successivement, ou par plusieurs couloirs à la fois. Ces espèces de crises peuvent être parfaites, comme l'observe SCHROEDER lui-même ; mais si l'évacuation n'a pas été complète , on doit s'attendre à une rechute. C'est ce qu'a vu DE HAEN, qui dans une longue pratique n'a pu rencontrer de ces fièvres jugées par solution ou *lysis* (4), comme le prétendent SYDENHAM et BOERHAAVE.

La nature fatiguée par la longueur de la maladie ; épuisée par sa violence, ou par celle du

---

(1) *Comment. in Coac.* p. 398.
(2) *Dissert. de Coct. T.* 2. *p.* 56.
(3) *Dissert. de Crisib.* (*Opusc. Med.*)
(4) *Rat. Med. Pars* 8. *p.* 23.

médecin (1), ne peut pas transporter hors du corps toute la matière critique ; elle la dépose alors en partie ou en totalité dans le tissu cellulaire : elle forme des dépôts, si la matière n'a point subi tout le travail de la coction. Cette terminaison, ou plutôt cet essai de terminaison devient funeste au malade ; HIPPOCRATE le connaissait bien, lorsqu'il se hâta d'appliquer le feu à PALAMIDAS pour le sauver. VALLESIUS avait aussi fait cette remarque ; et LANCISI dit que les parotides qui paraissaient trop-tôt dans l'épidémie de Rome, fournissaient un pus de mauvais caractère. Ces métastases peuvent cependant devenir salutaires, lorsque la matière qui la subit est déjà cuite, ou bien quand elle n'a besoin que de quelques degrés de plus de coction, qu'elle éprouve avantageusement dans les glandes. Voilà les parotides critiques et salutaires, que le médecin sait bien reconnaître, dont il favorisera l'apparition, et assurera l'existence par tous les moyens que l'art lui offre. Souvent même il ne calculera pas le tems, puisque selon PROSPER ALPIN,

---

(1) L'ordre des mouvemens critiques est souvent interverti par différentes affections de l'ame ; on peut en voir plusieurs exemples dans l'excellent Mémoire de M. A. PETIT D. m. m. Chirurgien en Chef de l'Hôpital de Lyon. Cet illustre Disciple de mes Maîtres, a donné un Tableau intéressant des révolutions qu'éprouva la santé des malheureux habitans de Lyon, pendant le siège de 1793.

les parotides sont regardées comme un bon signe dans la fièvre pestilentielle ; quoique paraissant avant la coction.

La turgescence annonce la crise ; elle est aussi présagée par l'état du corps et des fonctions ; enfin, par le pouls. Mais il n'est point de signe plus assuré que celui qu'une longue pratique avait indiqué aux anciens ; c'est la conséquence du calcul du tems que doit parcourir la maladie : on sent que je veux parler des jours critiques.

§. I V.

Lorsqu'HIPPOCRATE, après avoir long-temps observé, eut fixé les époques ordinaires des maladies, celles auxquelles elles se terminaient; prévit-il les disputes que ferait naître de siècle en siècle le simple énoncé des faits qu'il avait présenté? Cet homme divin put-il soupçonner qu'on révoquerait en doute, si les lois de la nature étaient les mêmes par-tout, et si les maladies, comme la grossesse, et le cours des astres, n'ont pas une durée déterminée. On a osé accuser ce philosophe médecin de croire, comme les Pythagoriciens, à l'influence des nombres. Comme si celui qui avait écrit les épidémies, et les livres *de aere, locis et aquis*, n'avait pu concevoir que les maladies sont indépendantes des divisions du tems que nous avons imaginées ; et que la manière d'exprimer nos idées n'influe en rien sur les

faits, qui les ont fait naître. Que de volumes inu‑
tilement écrits sur cette matière , et qu'on aurait
mieux remplis de bonnes observations ! Sans nous
arrêter à blâmer ou à excuser HIPPOCRATE ,
examinons sa doctrine des jours critiques; pour‑
quoi elle avait été abandonnée, et reprise ensuite
de nos tems.

Un examen réitéré des maladies prouva qu'elles
parcouraient un certain nombre de jours ; les
derniers pendant lesquels on les vit se terminer,
furent appelés critiques. C'étaient le septième, le
quatorzième, le vingt‑unième , ainsi de suite
jusqu'au quarantième , qui est regardé comme les
limites, au‑delà desquelles les maladies aigues pren‑
nent le nom de chroniques. Le nombre septénaire
que l'on retrouve à tout moment dans la nature ,
fixe les époques critiques , et on les compte par
semaines. Les jours dont nous avons parlé étaient
appelés principaux ou radicaux par les Arabes ;
ils en admettaient une seconde classe moins
bien tranchée. Une qui l'est davantage , est
celle des jours indicateurs : on appelle ainsi
ceux qui annoncent le jour critique ; ils se cor‑
respondent par le rapport quarténaire ; ainsi le
quatrième est indicateur du septième , le onzième
du quatorzième , le dix‑septième du vingt‑unième.
On connaît aussi ces jours sous le nom de com‑
templatifs. Il en est qui, quoique critiques quel‑
quefois , ne peuvent pas mériter ce nom ; ce

sont le troisième, le cinquième, le neuvième, le treizième, le dix-neuvième. Les vides qui ne jugent et n'annoncent rien, sont le premier, le deuxième, le sixième, le huitième, le dixième, le douzième, le seizième, le dix-huitième. Voilà l'exposition de la doctrine d'HIPPOCRATE, sur les crises; doctrine commentée au long par GALIEN, combattue par quelques-uns, et sur laquelle je présenterai quelques observations.

Après s'être étendu sur les louanges du septième jour que GALIEN compare à un Prince bienfaisant, qui répand le bonheur sur les peuples qu'il gouverne; ce même auteur se déchaîne contre le sixième qu'il traite de tyran cruel. Il est vrai que ce jour n'est presque jamais critique, mais il peut le devenir forcément par les tentatives de l'art, ou la nature de la maladie. Nous en avons plusieurs exemples, parmi lesquels je choisirai seulement celui de la Vierge de Larisse, qui fut jugée au sixième jour par une hémorragie nasale (1). HIPPOCRATE remarque que c'était une fille; et que les règles (qui sans doute supprimées, étaient la cause de sa maladie) parurent dans le cours de la fièvre, et se continuèrent après la crise. On trouve aussi dans BAILLOU (2), l'histoire d'une crise complète arrivée à la même époque, mais

_____

(1) Lib. 3. Epid.
(2) Tom. p. 240.

ajoute ingénument ce célèbre praticien ; elle avait été accélérée par des remèdes qui faillirent à procurer la mort du jeune homme malade. Il en est du sixième jour, comme de tous les autres vides, qui peuvent cependant devenir critiques dans des circonstances particulières : et celui qui essayerait de fixer les jours critiques, d'après sa propre observation, ou celle de quelque praticien, pourrait bien établir des règles fausses. C'est l'erreur dans laquelle est tombée M. DE HAEN, lorsqu'il a construit ses tables, d'après les histoires qu'HIPPOCRATE a données dans ses épidémies. Ce sublime médecin n'avait pas choisi dans sa pratique, ou dans celle des autres, des cas propres à prouver ses préceptes sur les crises ; mais il a, sans doute, voulu laisser à la postérité des modèles d'observations, et de la manière dont on devait les narrer. Notre LEROY, en combattant cette manière de raisonner de M. DE HAEN, fait sentir combien elle serait propre à affaiblir la confiance que nous devons avoir dans la doctrine des crises ; puisqu'en comparant tous les jours des maladies rapportées dans le premier et troisième livres des épidémiques : le septième aurait été mauvais, le sixième meilleur ; le cinquième, le neuvième et le quatorzième nuls.

Le vingtième jour le dispute également au vingt-unième, parce que ce premier se trouve noté par HIPPOCRATE. Sans nous mêler des dis-

putes

putes que cette différence a fait naître, et que
les fauteurs des crises ont attribuée à des fautes
de copistes ; ne peut-on pas dire qu'il n'est pas
probable que la marche compassée des maladies
a dû être arrêtée au vingtième jour ? et qu'on
peut supposer que la troisième semaine se complète aussi bien que les deux précédentes ? on doit
le croire avec autant de raison, que la pratique
journalière le prouve.

Le génie orgueilleux d'ASCLÉPIADE mécon-
naissait les crises : son opinion fut renouvelée
par toute la secte des chimistes, à la tête desquels se trouvent PARACELSE et SYLVIUS-
DELEBOÉ, qui n'en parle pas même. Nous avons
eu aussi des ennemis de la doctrine des jours
critiques ; et notre École rougirait d'avoir entendu
les BARBEIRAC, les CHIRAC, les FIZES déclamer
contre le respect qui leur est dû ; si elle n'avait
été rassurée par le peu de célébrité qui doit suivre
ces noms. Mais Montpellier a produit les ARNAUD
de VILLENEUVE, les DULAURENT, les RIVIÈRE,
les BORDEU, et une foule d'illustres médecins ;
dont la réputation se mêle à celle de SENNERT,
de STAHL, BOERHAAVE, HOFFMANN, ALBERTINI,
BAGLIVI, tous zélés défenseurs de la doctrine
de leur maître. Enfin, si quelqu'un pouvait douter
encore, et se refuser au témoignage respectable
de tous ces praticiens, je le conduirais dans notre
École-clinique, le sanctuaire de la médecine

N

hippocratique ; là il verra comment depuis quatre ans la nature répond à ceux qui sont si dignes d'en être les ministres ; et il finira par dire avec BAILLOU (1), *agant quidquid velint practici, sed revera dierum observatio, magni facienda est.*

---

(1) T. 1. p. 158.

F I N.

ESQUISSE

*De la constitution du Trimestre de Nivôse,
et des Maladies qui ont régné dans
l'École-Clinique.*

L'AUTOMNE a été belle, sa chaleur modérée ;
les pluies ne sont venues que pendant quelques
jours, pour fermer cette saison. Le thermomètre
descendait presque jusques à 0, avant le lever
du soleil ; mais il remontait constamment à 8
et 12 degrés vers midi. La chaleur augmenta
au milieu, elle diminua à la fin de *Nivôse*. Vers
le 8 et le 10 de *Pluviôse*, le froid était plus
sensible, mais il fut bientôt dissipé pendant le
courant de ce mois. C'est au commencement de
Ventôse que nous avons sur-tout ressenti l'empire de l'hiver. Le quatrième jour, le thermomètre
marquait 0 le matin ; 4 au-dessus de la glace à
midi ; et 1 vers le soir. Cette température ne s'est
presque plus répétée pendant ce mois, qui est
devenu plus chaud. Les pluies ne se sont faites
sentir, que comme des rosées passagères pendant

Nivôse. Pluviôse a été constamment sec , ainsi que le commencement de Ventôse , dont la fin est devenue pluvieuse. Le vent du midi a rarement soufflé pendant ce trimestre. Le nord tempéré de tems en tems par celui d'orient ou d'occident a régné presque toujours , et a transformé l'hiver en un beau printems.

Une pareille constitution devait nous procurer peu de maladies ; aussi ont-elles été bien rares : plus d'une fois nous avons été obligés de faire occuper les lits par des malades qui n'offraient que des rechutes , ou des affections chroniques. La constitution épidémique catarrhale qui domine depuis tant d'années , a empreint de ses couleurs , toutes les affections que nous avons observées. Son empire a été cependant un peu ébranlé , et la constitution sèche des trois saisons précédentes , avait ranimé le génie inflammatoire , qui s'associait au catarrhal. Nous avons remarqué ce changement par le pouls qui est devenu moins lâche , plus fort ; par le mouvement des maladies qui se dirigeaient vers les parties supérieures , et produisaient des péripneumonies gastriques et bilieuses : enfin , par les crachats sanguinolens qu'ont rendus tous les sujets attaqués de ces maladies , souvent jugées par des hémorragies nasales. Les Nos. 6 , 9 , 10 , 14 , etc. nous en ont fourni des exemples.

Ce noüvel aspect de la constitution régnante ,

ne nous a cependant pas fait adopter une nouvelle méthode de traitement. Le génie inflammatoire peu assuré encore dans son règne a été négligé : si nous avons employé la saignée chez le N°. 2, c'était plutôt à cause de son état pléthorique, qui aurait pu empêcher les effets de l'émétique que nous administrâmes. Ce remède a, presque dans tous les cas, ouvert notre marche thérapeutique ; souvent nous l'avons répété ; quelquefois nous l'avons fait suivre des purgatifs, comme chez le N°. 6.

Nos remèdes ont été principalement administrés, dans le principe, pour faire disparaître les symptômes qui compliquaient la maladie. Dès que nous étions parvenus à la dénuder, et à la réduire à sa plus simple valeur, nous sommes restés spectateurs du travail de la nature, qui ne nous a jamais trompé. Les Élèves ont pu observer l'application des règles de la doctrine des crises, qui sont arrivées aux jours fixés, après avoir été annoncées aux jours indicateurs. Nous avons continuellement fait la médecine expectante ; si on appelle de ce nom, celle qui ne dirige pas la nature, mais qui attend ses ordres pour agir.

Quelques maladies chroniques intéressantes qui se sont offertes à notre observation, nous ont confirmé la vérité de la belle doctrine de STAHL. C'est dans l'abdomen, dans la veine-porte que nous avons été chercher le foyer de ces affections ; et notre méthode curative n'a pas été sans succès.

Le N°. 4 a été un exemple bien extraordinaire de tout ce que peut la nature, lorsque l'art au lieu de la précéder, la suit seulement. Chez ce malade, une fièvre atrabilieuse s'est terminée au vingt-unième jour, malgré l'indiscrétion d'un chirurgien, qui l'avait troublée dans le commencement. Il restait une complication des organes pulmonaires. Affaiblis par des excès, à un âge où ils ne sont jamais légers; attaqués profondément par des remèdes violens, au sujet de l'administration desquels VAN-SWIETEN disait : *abstine, methodum si nescis* ; ils ont offert tous les signes d'une phthisie confirmée : à une ulcération du poumon, s'était joint un état de marasme procuré par une fièvre hectique. Le malade, après avoir frappé aux portes de la mort, est revenu peu-à-peu sur ses pas jusques à la santé, et au rétablissement parfait. Ce n'est point par des baumes et des cicatrisans que nous avons cherché à guérir les ulcères du poumon ; nous avons laissé ce soin à la nature, dont nous avons pensé qu'il était plus important de soutenir les forces par le vin, le kina et les alimens.

TABLE
DES CHAPITRES.

Fin de la Table.

www.ingramcontent.com/pod-product-compliance
Lightning Source LLC
Chambersburg PA
CBHW060543210326
41519CB00014B/3323